LA
PRÉSERVATION PERSONNELLE.
TRAITÉ MÉDICAL
SUR LES
MALADIES DES ORGANES DE LA GÉNÉRATION
RÉSULTANT

DES HABITUDES CACHÉES, DES EXCÈS DE JEUNESSE OU DE LA CONTA-
GION ; AVEC DES OBSERVATIONS PRATIQUES SUR L'IMPUISSANCE
PRÉMATURÉE,

Illustré de Planches anatomiques,

PAR

SAMUEL LA'MERT, Chirurgien consultant,
9, Bedford street, Bedford square, à Londres,

Membre agrégé de l'Université d'Edimbourg, Membre honoraire de la Société
médicale des Hospices de Londres, Licencié de la Chambre de Pharmacie
de Londres, Membre de la Société médicale huntérienne d'Edimbourg, &c.

TRADUIT DE L'ANGLAIS
Sur la
VINGT-DEUXIÈME Édition,
PAR MM. W. ET D. D. M.

Faut-il donc blasphémer, par un reproche impie
Contre le grand sculpteur dont l'homme est la copie!
A-t-il donné le souffle au triste genre humain
Pour marcher à la mort par cet affreux chemin ?
N'a-t-il mis dans nos sens l'irrésistible envie,
L'impérieux besoin de propager la vie
Que pour frapper de honte et de difformité
L'organe merveilleux de la fécondité.

BARTHELEMY.

PARIS
A la Librairie de J. LEDOYEN et LAROQUE Jeune,
Boulevart Montmartre, 5, près le Théâtre des Variétés.

———

M D CCC XLVII.

Table des Matières.

—

PARIS,

IMPRIMERIE ET LITHOGRAPHIE DE A. APPERT,

54, Passage du Caire.

PRÉFACE DE LA VINGTIÈME ÉDITION.

L'auteur de ce livre, en publiant une vingtième édition, ne peut s'empêcher d'exprimer sa gratitude du succès extraordinaire qui a accompagné ses efforts pour alléger et prévenir les infirmités et les désordres cachés résultant des habitudes *solitaires* (solitary) et de l'abus excessif des plaisirs sexuels. Il est fier de reconnaître la confiance universelle qui a été accordée à ses talens spéciaux, par des hommes du plus haut rang, aussi bien que par ceux d'une plus humble sphère, dans presque chaque partie du monde ; ce qui prouve que l'humanité souffrante doit toujours tirer les plus grands avantages de ce que les hommes, *vraîment dignes d'appartenir à la science médicale,* adoptent une classe particulière de maladies pour en faire une étude exclusive, de préférence à se faire un but d'une connaissance générale et superficielle de toutes les maladies du genre humain. Cette nouvelle édition est embellie de planches originales représentant l'anatomie des organes de la reproduction à l'état sain et malade, de sorte que d'un coup-d'œil on pourra remarquer l'intime sympathie qui existe entre *les fonctions de la génération et de l'esprit,* qui, quand elles sont excitées d'une manière contraire à la nature, conduisent aux plus tristes excès de misère, de chagrin et de souffrance qui puissent être imaginés.

9, Bedford street, Bedford square
1er juillet 1846.

PRÉFACE DE LA DOUZIÈME ÉDITION.

La vente rapide et sans précédent de onze éditions complètes de ce livre est le meilleur témoignage de l'opinion publique, non seulement en raison de l'exactitude de ses principes, mais aussi de sa valeur et de son utilité pratique. Il est bien que la publication d'ouvrages de ce genre ait enfin éveillé l'attention endormie du clergé, des chefs de nos écoles publiques, aussi bien que des surveillants, des parents et de ceux intéressés de plus près encore dans le soin de l'éducation de la génération naissante.

Les pages qui suivent développent suffisamment les pu

nitions qui attendent la *prostitution de la virilité (prostitution of virility)*, punitions assez terribles pour décourager ceux chez lesquels la vertu n'est pas un principe inné. Les organes génitaux sont si sagement construits, si intimes dans leur union, si sympathiques dans leur action, si correspondans dans leur affectabilité, si unis, si compliqués, si co-opératifs et, avec tout cela, si sensibles qu'ils peuvent être simultanément affectés par le moindre excès. Sur *cinq cent vingt* cas d'infirmités sexuelles, résultant de la masturbation, qui ont été confiés à mes soins pendant le court espace de quelques mois, *quatre cent soixante-dix* consultants m'informèrent volontairement, ou en réponse à mes questions, qu'ils avaient contracté cette habitude à l'école. Je laisse ce fait à l'appréciation.

Qu'on ne s'imagine pas qu'une censure absolue est méritée, ou doit être prodiguée sans réserve, aux directeurs de ces établissements destinés à l'instruction élémentaire de la jeunesse. La surveillance la plus constante, l'attention la plus assidue, sont souvent insuffisantes pour arrêter le développement des habitudes de dépravation. Ce que toute personne qui pense doit le plus déplorer, c'est l'ignorance, je ne dirai pas l'apathie, mais l'absence de toute idée à ce sujet, qu'on a pu remarquer jusqu'ici. Si l'auteur a eu (comme il est heureux et fier de le dire) un succès si complet et si rare dans le traitement des infirmités et des maladies des organes sexuels, il doit l'attribuer tout entier à son mérite acquis comme médecin *dûment autorisé, et par ses études profondes de la science* et non comme le possesseur accidentel de secrets pratiques ou de certains modes de traitements que celui qui n'est pas versé dans la science peut en partie faire réussir, mais qu'il ne pourrait jamais, même pour sa propre intelligence, expliquer d'une manière satisfaisante. De semblables individus doivent nécessairement se tromper, pour la plupart, dans l'application des remèdes les plus puissans et les plus estimés; car à moins que la main de la science ne dirige l'emploi des prescriptions, le succès ne peut être dû qu'à un hasard bien incertain, et il peut s'en suivre une prolongation, ou, ce qui est pire encore, une aggravation du mal existant. L'attention du public est enfin attirée sur l'une des causes les plus fatales et les plus secrètes de la dépopulation, de la mortalité avant l'âge, de l'état délicat, maladif, malsain et chétif de la jeunesse, — ces symptômes du déclin social et de la décadence des nations. Il faudrait qu'un homme fût privé de tous sentiments généreux (et son pays pourrait rougir de lui à bon droit) pour ne pas saluer et encourager dans sa course tout progrès tendant à poursuivre ces ennemis muets, qui travaillent à détruire sa grandeur politique et sociale, et qui demeurent trop souvent cachés là où le simple législateur ne songerait jamais à les découvrir.

L'AUTEUR.

1er mai 1844.

PRÉFACE DE LA PREMIÈRE ÉDITION.

—

Le monde est en droit d'attendre de ceux qui ont dévoué toute leur vie à la science médicale et chirurgicale, qu'ils publieront les vérités qu'ils ont découvertes par leurs recherches et les applications pratiques de leur savoir. Une ère nouvelle s'est enfin ouverte dans l'histoire de la médecine, où, non seulement les vagues conjectures des hommes célèbres, mais l'obéissance esclave aux prescriptions anciennes doivent céder devant les légitimes conséquences déduites d'observations exactes. Les progrès nouveaux dans l'art de guérir sont dus aux travaux d'hommes isolés, qui, sans égard pour les systèmes lorsqu'ils s'opposent à la ferme lumière qui éclaire l'avancement des idées, ont assidûment étudié les différentes classes et les différents aspects des maladies. Séparant chaque partie spéciale, plutôt que de fatiguer l'esprit d'un ensemble compacte des infirmités humaines, les efforts en ce sens ont eu du succès parce qu'ils étaient bien dirigés ; un esprit de recherche actif et impatient s'est manifesté, pénétrant toutes les branches de la science, et sa persévérance finira par placer la médecine hors du rang des sciences conjecturales. Responsables de nos actes envers l'opinion publique, exerçant la plus salutaire ou la plus fatale des influences, pouvant produire le bien ou le mal en proportion de la confiance qui nous est accordée, il est de notre devoir de rechercher la plus grande publicité dans la déclaration des principes qui nous font agir, des motifs qui nous gouvernent et du plan que nous nous proposons en mettant en relief les maux que l'on confie à nos soins. La connaissance des points les plus essentiels de la pathologie est indispensable à celui qui tient le scalpel du chirurgien ou la plume qui dicte les prescriptions ; il est une vérité positive, c'est qu'aucune branche de la médecine, quelque limitée qu'elle soit, ne peut être bien et complètement comprise si ce n'est par celui qui a soigneusement étudié la structure et les fonctions du corps entier, en santé comme en maladie, et étendu ainsi ses observations jusqu'aux bornes de la science médicale. Mais ces connaissances préliminaires, loin d'impliquer que le praticien puisse attaquer indistinctement les maladies qui se présentent sous des formes si multipliées et si variées, ne fait que l'armer des notions nécessaires pour traiter avec avantage une difficulté *choisie*. Si la division du travail produit de si heureux résultats dans toutes les autres parties du travail et des études, il n'y a aucune bonne raison à donner pour considérer la science médicale comme une exception à laquelle le principe général n'est pas applicable. Depuis mon enfance j'ai été porté à quitter le *sentier battu de la pratique ordinaire,* afin de pouvoir dévouer mes efforts uniquement à *cette partie la plus importante du devoir de notre profession, et qui a été si étrangement négligée.* Soit que nous envisagions les terribles et désolants résultats que la transmission des maladies, la débilité, la peine qui pèse sur les générations encore à naître, exercent sur le bonheur du genre humain, ou que nous considérions la débilitation immédiate que le Sensualisme occasionne chez les malheureux qui s'y abandonnent, il sera évident pour tout homme sérieux que la branche spéciale que j'ai adoptée est de la plus haute importance. Si j'ai trouvé la vérité pratique en accord avec la théorie et la pratique des autres, je ne me suis pas fait scrupule de profiter de leurs idées ; et, d'un autre côté, les modes de pratique que j'ai senti être sans valeur, impossible à maintenir, ou positivement dangereux (quoique couverts par l'autorité d'hommes qui, à leur époque, étaient considérés comme les lumières de la science), je les ai mis de côté sans réserve. Indépendamment des caractères les plus marquants des maladies syphilitiques, les conséquences des abus de jeunesse qui datent d'un temps éloigné, sont fréquemment, non-seulement négligées, mais entièrement imprévues quant à leur nature et à leur origine. Ainsi la *débilité générative* (generative debility) dans ses diverses formes est souvent entretenue et rendue permanente en apparence, par des causes faciles à détruire, mais qui, même par ceux qui y sont le plus directement intéressés, sont fréquemment inaperçues ou oubliées. Heureux celui qui, en cherchant les secours que la science apporte pour combattre si effectivement les infirmités humaines, échappe à la routine stupide du praticien, qui, tenant purement compte de la plupart des causes accompagnant ordinairement la perte de la puissance des organes sexuels, n'est pas familiarisé avec les détails de leur traitement particulier, et fait des prescriptions avec peu de soin pour des complications purement accidentelles, sans la plus légère connaissance du premier anneau de la chaîne à laquelle elles se rattachent toutes. Mon désir le plus ardent sera plus que réalisé, si, en dirigeant l'attention des PARENTS, des SURVEILLANTS, des CHEFS DE FAMILLE, des MINISTRES DE LA RELIGION et des *directeurs de nos séminaires* sur cet important sujet, *j'ai pu prévenir le mal, arrêter par des avertissements précoces celui qui ne réfléchit pas, et armer le bon père de famille d'une précaution inestimable.* Alléger les souffrances humaines est une noble mission, et pouvoir contribuer à augmenter le bonheur de nos semblables est le plus grand honneur qu'un homme puisse ambitionner.

L'AUTEUR.

1er mai 1841.

Opinion des Journaux.

—

« DE LA PRÉSERVATION PERSONNELLE, PAR M. LA'MERT.
Ce livre est incontestablement le plus extraordinaire et le
plus savant qui ait jamais été écrit dans ce genre, et le sujet est du plus vif intérêt pour toutes les classes de la société. Il respire dans toute son étendue un sentiment
moral très-élevé, et devrait se trouver dans toutes les
mains ; car il est complètement démontré *qu'il y a des
habitudes particulières acquises dans les écoles et les séminaires*, totalement inconnues des directeurs de ces
établissements *et qui ne peuvent être trop fortement ré-
prouvées et condamnées.* L'auteur a traité ce sujet dans le
style le plus clair et le plus savant ; et un livre semblable
écrit *par un homme d'un profond mérite pratique,* aura
certainement pour résultat de sauver plus d'un jeune
homme, aussi bien que les individus d'un âge mûr, des
divers maux qui sont la conséquence des abus de jeunesse. — (Magnet journal).

« M. La'mert étant *un des membres les plus savants du
corps médical,* et possédant les qualités de son art au plus
haut degré, présente par ce fait une garantie suffisante
pour recommander la lecture de son livre à tous ceux qui
trouvent intérêt à s'occuper de semblables matières ; car
c'est un sujet d'une importance aussi grande pour le moraliste que pour l'homme pratique. Il est réellement surpre-
nant que rien qui soit digne de remarque ne puisse se
rencontrer sur un sujet si important, dans les divers écrits
des premiers auteurs. Cette circonstance semble extraordinaire, car l'expérience a prouvé que *les faiblesses et
les imperfections locales, soit héréditaires soit acquises,*
constituent la grande majorité, peut-être les neuf-
dixièmes des maladies nerveuses, d'imbécillité et de faiblesse de constitution. Nous devons avouer que nous sommes étonnés de l'étendue des misères et des souffrances
humaines, dépeintes dans ce livre comme dues *à des
causes particulières, mais qui ne sont pas moins destructives, pour être ignorées.* Malheureusement il y a de nos
jours une fausse délicatesse et un faux raffinement qui

tendent plutôt à faire plaisanter sur l'immoralité qu'à la combattre. Nous pouvons ajouter que toute personne qui lira ce livre remarquable sera satisfaite et éclairée par sa lecture. — (Railway Bell, revue.)

« Ce livre a l'avantage sur les autres traités de ce genre, d'être l'œuvre *d'un des membres les plus savants du corps médical*, ayant la plus grande expérience du traitement des infirmités résultant des habitudes et des excès cachés, lesquels réclament *le plus grand secret, la plus grande confiance et la plus grande habileté* dans les soins qu'ils nécessitent. — (Era journal).

« Il y a deux raisons pour lesquelles ce livre doit être recommandé à l'attention de tous ceux qui ont des motifs pour imputer la cause de leurs infirmités à des abus de jeunesse. Premièrement il offre la nouveauté d'être écrit par un homme véritablement pratique, ce qui est une considération très-importante pour ceux qui ont besoin de son assistance, et secondement à cause du talent, de l'expérience et du succès extraordinaire de l'auteur dans son mode de traitement. — (United Service Gazette).

« Une longue expérience dans le traitement d'une classe de maladies, jusqu'ici négligées, et très-imparfaitement comprises par la grande masse des hommes de l'art, a permis à l'auteur de prouver qu'il y a des raisons cachées de débilité nerveuse dans la vie, où l'homme qui suit la simple routine de la pratique ne songerait pas à aller les chercher ; indiquées par certaines habitudes elles sont la plus secrète, et aussi la plus fatale cause de la misère domestique et de la mort prématurée.— (Wakefield journal.)

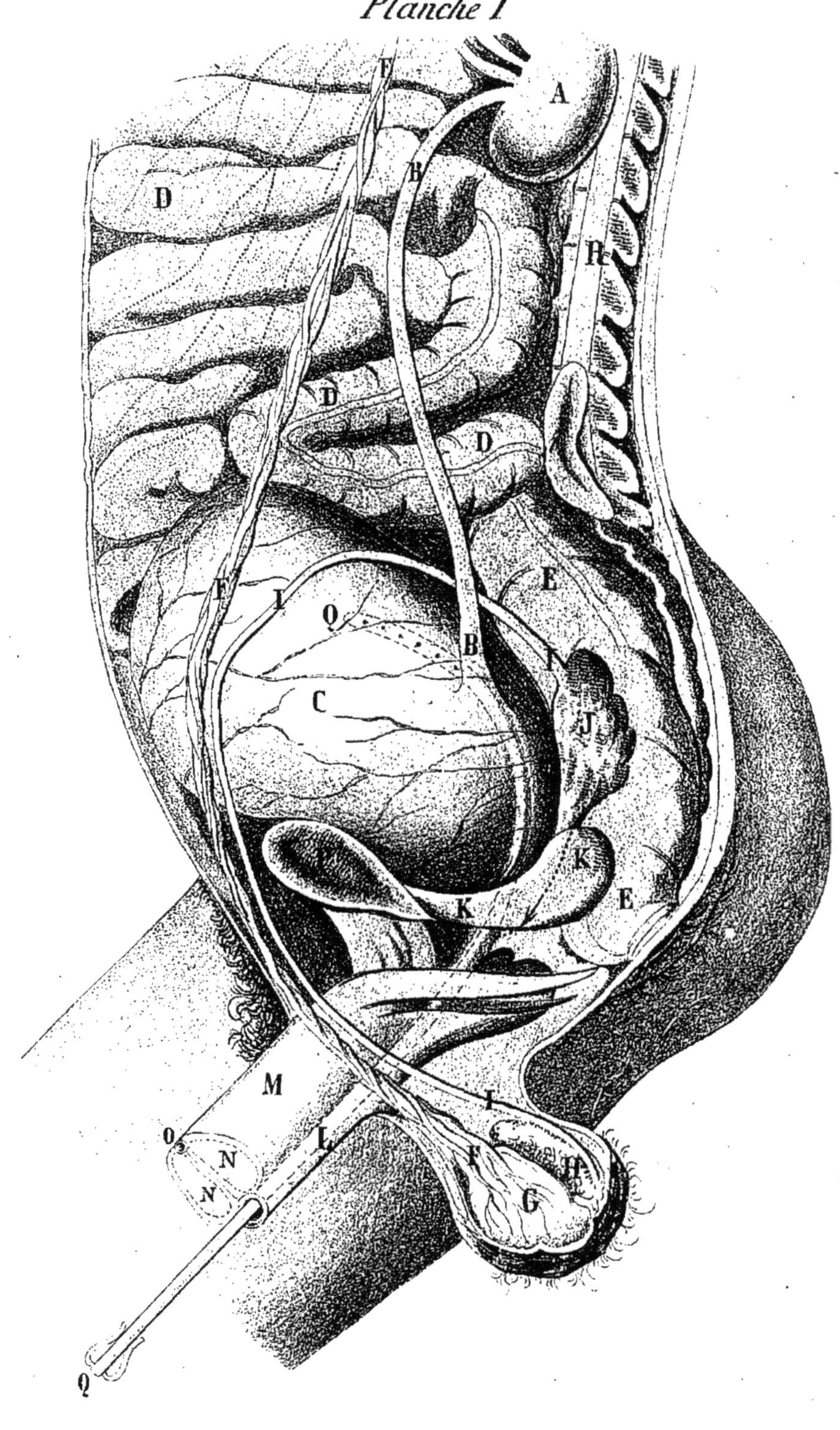

F
A
B
D
R
D
D
D
E
F
Q
B
C
J
K
E
K
E
M
I
O
N
L
N
G
H
Q

EXPLICATION DES PLANCHES.

L'objet des gravures qui accompagnent ce livre, est de rendre parfaitement familières au lecteur qui n'a pas les connaissances médicales, l'anatomie et la physiologie de ces organes *de l'homme*, communément désignés sous le nom de *système génératif et urinaire* (generative and urinary system). L'auteur juge cette connaissance comme indispensable, avant que le lecteur puisse donner au sujet que traite ce livre l'attention calme et soutenue qu'il espère lui voir accorder ; il comprendra facilement l'étude de ces importants organes, dont les fonctions, dans l'état de santé, contribuent si directement à la conserver, à donner la joie et la vigueur, à procréer des êtres sains, à assurer le bien-être futur du genre humain, et qui, quand on en abuse tendent à produire les maladies les plus sérieuses de l'esprit et du corps — étude absolument nécessaire à tous, mais plus particulièrement à ceux qui se sont fait tort à eux-mêmes par la *Masturbation, les excès déréglés* et *les maux contagieux.*

PLANCHE I.

Représentant une section latérale du corps, coupant l'épine dorsale, et des *organes génératifs et urinaires* dans l'homme (et autant que possible) suivant leur position exacte, l'usage et les fonctions de ces organes tels qu'ils sont décrits ci-dessous et indiqués à la planche 2 :

A. LE REIN GAUCHE, dans lequel l'urine est formée du sang.

B. L'URETÈRE, tube creux rattachant le rein à la vessie et conduisant l'urine sécrétée par le rein dans

C. LA VESSIE, d'où l'urine, quand elle est accumulée en certaine quantité, sort du corps par *L* (l'urètre).

D. LES INTESTINS, par lesquels passent les aliments venant de l'estomac, et qui, après avoir été digérés, sont conduits au

E. RECTUM, ou fondement, leur issue naturelle.

F. LES VAISSEAUX SPERMATIQUES, qui comprennent l'artère, la veine et le nerf spermatiques. Ils descendent par-dessus le sommet de la vessie dans les testicules qu'ils alimentent.

G. LE TESTICULE, dont les fonctions sont de former la *semence,* du sang qui y est conduit par les artères spermatiques. La *semence* passe par le testicule quand elle est sécrétée par les artères.

H. L'ÉPIDIDYME, qui est une partie du testicule et qui y est attachée, consiste en un grand nombre de petits vaisseaux séminaux, d'environ quarante-quatre pieds de longueur, dans

I. LE VAS DEFERENS, ou conduit séminal. Ce tube conduit la semence, en remontant et en traversant la vessie, dans

J. LES VÉSICULES SÉMINALES, ou vessies séminales, où la semence mélangée d'un fluide sécrété par ces vessies, est supposée y être déposée jusqu'à ce qu'elle soit requise par le besoin sexuel.

K. LA GLANDE PROSTATE, dont la fonction n'est pas clairement comprise. Par cette glande, le *vas deferens,* ou *conduit séminal,* au moyen d'un canal des *vesiculæ seminales,* ou *vessies séminales,* conduit la semence dans

L. L'URÈTRE, canal qui sert à conduire l'urine de la vessie, et aussi la semence des vessies séminales passant dans l'urètre à l'endroit de la partie membraneuse (*indiquée et pointillée avec une flèche à la gravure*) pour être versée durant l'acte du coït dans l'organe femelle.

M. LE CORPS DU PÉNIS, ou organe mâle.

N. UNE SECTION DU PÉNIS, représentant les deux *corpora cavernosa,* ou corps spongieux de l'organe mâle, qui, quand il est excité par le désir, se trouve gonflé par le sang.

O. LA VEINE DORSALE DU PÉNIS. Cette veine remplit une fonction des plus importantes dans l'acte sexuel. *Le désir étant excité,* la veine est comprimée par les muscles qui empêchent le sang de retourner vers le cœur, ce qui produit l'érection complète du pénis.

P. L'OS PUBIS. Il est représenté coupé par le milieu.

Q. UNE SONDE, qui passe dans la vessie à travers l'urètre.

La planche qui suit explique plus complètement le sujet.

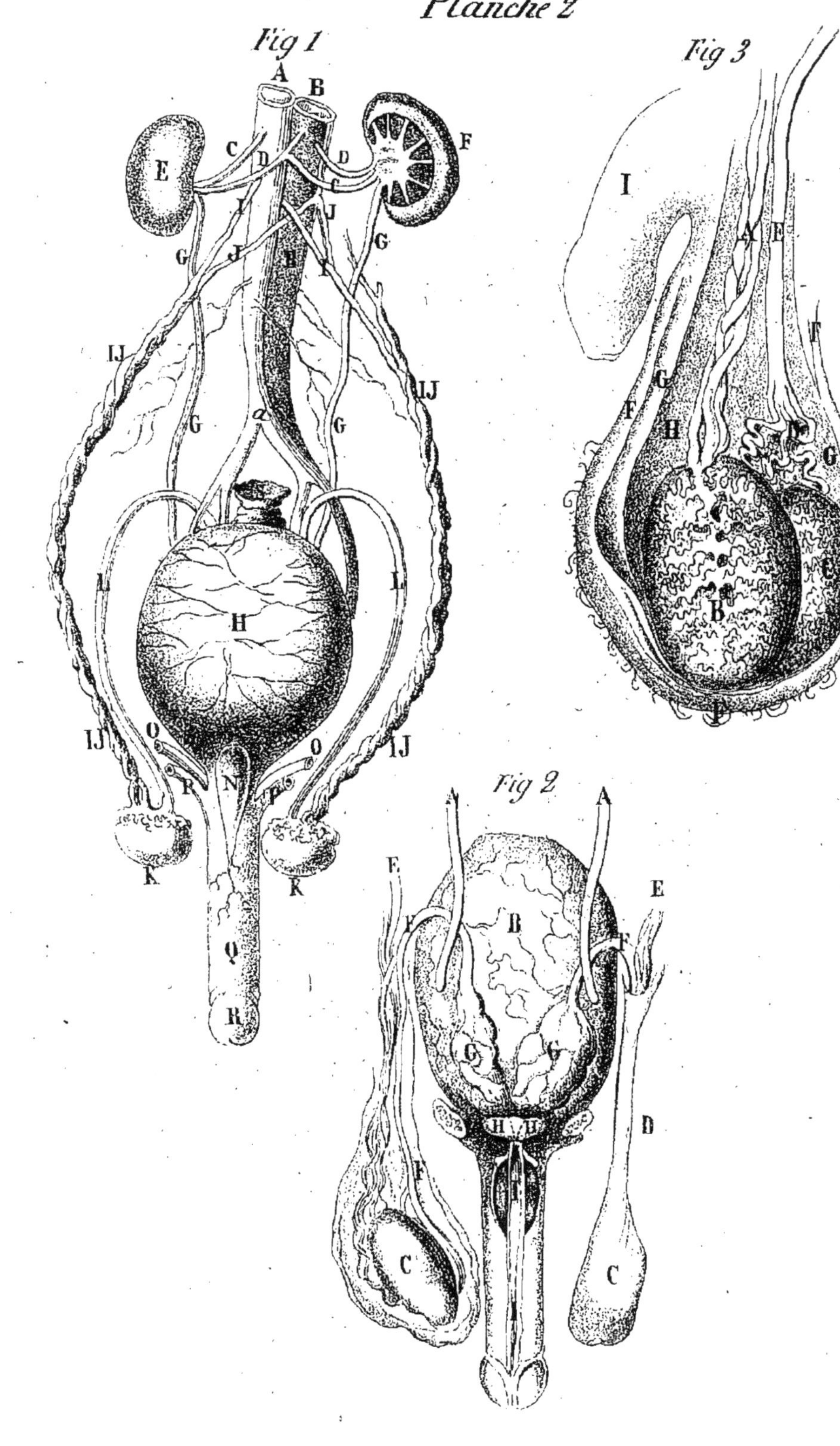

Planche 2
Fig 1
Fig 3
Fig 2

PLANCHE II.

Fig. 1. Cette figure représente une vue de face des *organes génératifs et urinaires* chez l'homme. Chaque partie est conservée (autant que possible) dans la position propre qu'elle occupe dans le corps.

A. LE TRONC DESCENDANT DE L'AORTE, ou grand vaisseau artériel qui vient directement du cœur.

a. LA DIVISION DE CE TRONC à l'endroit où il envoie ses branches vers les extrémités inférieures.

B. LE TRONC ASCENDANT DE LA VENA CAVA, ou large veine, qui ramène le sang au cœur de toutes les parties qui sont au-dessous d'elle, pour être *vitalisé* dans les poumons par l'air que nous respirons, d'où il retourne de nouveau au cœur, et, de là, dans tout le système, par les artères, pour donner lieu aux diverses sécrétions.

C. et D. LES ARTÈRES ET LES VEINES EMULGENTES. Les artères, *C*, fournissent le sang aux reins pour sécréter l'urine, après quoi il retourne au cœur par les veines *D*.

E. et F. LES DEUX REINS, dont un, le droit, est quelque peu plus bas que l'autre ; le gauche, *F*, est coupé, montrant la substance glandulaire du rein, où l'urine se forme (de l'artère émulgente *C*), et qui, quand elle est sécrétée, est versée des divers conduits dans le bassin ou grande cavité.

G. LES URETÈRES, descendant des reins à la vessie. Ce sont des tubes ou canaux qui conduisent l'urine des reins dans la vessie. Il y en a un pour chaque rein.

H. LA VESSIE URINAIRE.

I et J. LES VEINES ET ARTÈRES SPERMATIQUES, qui prennent naissance à l'aorte ou grande artère, ou à la vena cava ou large veine, et descendent entremêlées les unes avec les autres, et avec le nerf spermatique, vers les testicules ; quand elles y arrivent, le testicule sécrète la semence du sang artériel, et le sang est renvoyé de nouveau au cœur par les veines.

K. LES TESTICULES. Ces glandes exercent une fonction importante dans l'appareil *génératif. Leur but est de sécréter la semence de l'artère spermatique, I,* que l'on verra à la gravure être une branche de l'aorte, ou grosse artère, *qui vient directement du cœur. (Le lecteur est prié de se rappeler ce point important en lisant ce livre.)* L'artère, en arrivant au testicule, se divise en de très-petites branches, par lesquelles la semence ayant été formée, est conduite à travers un innombrable réseau de petits tubes séminaux, ayant environ quarante pieds de longueur, appelés les épididymes, et passe dans le *vas deferens L,* qui la transporte aux vessies séminales, comme cela a été décrit.

L. LES VASA DEFERENTIA, conduisent la semence des testicules, en remontant vers l'aîne et à travers le derrière de la vessie, aux *vesiculæ seminales* ou vessies séminales. Une grande portion de la semence est retenue par les parties absorbantes dans le système, et le reste est réservé pour les besoins sexuels.

M. LE COL DE LA VESSIE, qui est musculeux et forme le sphincter, par le moyen duquel l'urine est retenue, jusqu'à ce que, accumulée en certaine quantité, elle stimule le sphincter et crée le désir de l'expulser.

N. LE MUSCLE ÉLEVEUR DU PÉNIS, qui attache le pénis à l'os pubis. *Quand il est excité par le désir,* ce muscle, avec les autres muscles, presse par contraction sur la veine dorsale du pénis, et, en prévenant le retour du sang vers le cœur, cause le gonflement du pénis, et produit ainsi l'érection de cet organe.

O. P. LES MUSCLES DIRECTEURS DU PÉNIS. Ce sont des muscles latéraux qui contribuent aussi à produire 'érection.

Q. LE PÉNIS, ou organe mâle.

R. PARTIE DU RECTUM, ou gros intestin.

Fig. 2. représente la partie postérieure de la vessie, avec les uretères, qui conduisent l'urine des reins dans la vessie. On voit aussi les *vasa deferentia* ou conduits séminaux, et les *vesiculæ seminales* ou vessies séminales, à la partie postérieure de la vessie urinaire, de laquelle, par un canal *qui est pointillé à la gravure,* elles passent par la glande prostate, *H,* et se terminent dans l'urètre pour y verser la semence pendant l'acte sexuel.

A. LES URETÈRES conduisant l'urine des reins.

B. LA VESSIE.

C. LE TESTICULE.

D. LE CORDON SPERMATIQUE. Etui enveloppant les
vaisseaux séminaux.

E. LES NERFS ET VAISSEAUX A SANG SPERMATIQUE, ali-
mentant les testicules d'où la semence est sécrétée dans

F. LE VAS DEFERENS, ou canaux séminaux qui conduisent la semence sécrétée vers l'urètre.

G. LES VÉSICULES SÉMINALES, ou *vessies séminales,* où
la semence est en partie absorbée dans le système, communiquant la vigueur, la puissance
sexuelle, et un complet développement des facultés de l'esprit, de l'imagination, de la mémoire
et du jugement ; la partie restante est destinée
aux besoins sexuels et est versée par un vaisseau
passant à travers

H. LA GLANDE PROSTATE, dans

I. L'URÈTRE, pour être finalement émise dans les organes sexuels féminins.

Fig. 3. représente une partie du testicule avec une portion de son scrotum, ou enveloppe extérieure, qui est dé-
placée et laisse voir la glande, avec les vaisseaux, les nerfs
et les conduits.

A. LE NERF, L'ARTÈRE ET LA VEINE SPERMATIQUES.

B. LA GLANDE DU TESTICULE, décrite à la planche 2,
fig. 1.

C. D. LES EPIDIDYMES, décrits planche 2, fig. 1.

E. LE CANAL SÉMINAL, ou vas deferens.

F. LE SCROTUM, ou enveloppe extérieure du testicule.
Dans les personnes à l'état de vigueur et de
santé, le scrotum est toujours froncé et contracté,
et contribue à soutenir les testicules ; mais, dans
les individus qui sont faibles et dans un état de
débilité ou de mauvaise santé par suite d'excès,
il est pendant et flasque, et laisse tomber les testicules.

F. LA SECONDE ENVELOPPE DU TESTICULE, appelée *tunica vaginalis.*

H. LA TROISIÈME ET DERNIÈRE ENVELOPPE DE LA
GLANDE, appelée *tunica albuginea.*

I. LE PÉNIS.

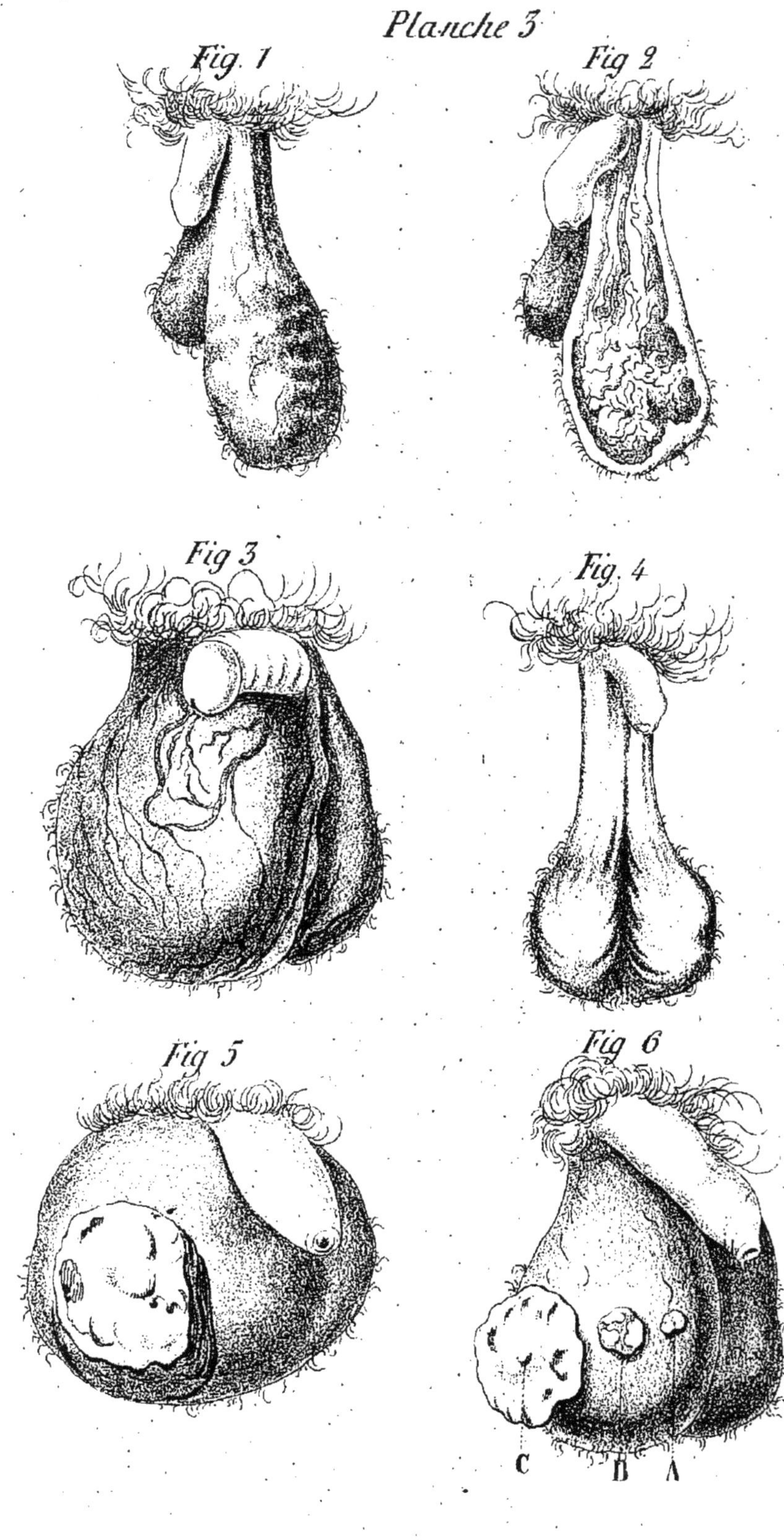

Planche 3
Fig. 1
Fig 2
Fig 3
Fig. 4
Fig 5
Fig 6
C
B
A

PLANCHE III.

Représente les diverses désorganisations morbides qui affectent les testicules. La première, seconde et quatrième figures indiquent les résultats de la *Masturbation* et des autres excès ; les autres figures sont des maladies qui en résultent, ainsi que d'autres causes.

Fig. 4. est l'apparence ordinaire des testicules *chez les personnes qui ont affaibli leur constitution par des abus, des habitudes secrètes, et par les plaisirs sensuels. Le scrotum* est relâché et pendant. Dans cet état, *qui est celui de débilité seulement,* sans une maladie interne absolue, un prompt emploi de remèdes convenables peut rendre à ces parties leur apparence et leur santé naturelles.

Fig. 1. représente la partie externe du scrotum où les vaisseaux d'un des testicules s'élargissent. Cette maladie est appelée varicocèle ou élargissement des veines, *qui augmente toujours le volume d'un testicule plutôt que l'autre* (le gauche généralement). *La maladie augmente graduellement et souvent sans qu'on s'en aperçoive,* jusqu'à ce que le scrotum s'élargissant, l'attention y est appelée. Cette maladie est généralement attribuée à la masturbation et à des abus excessifs.

Fig. 2. représente la même maladie du testicule lorsque l'enveloppe externe est enlevée. La glande est complètement couverte par les vaisseaux qui se sont élargis, et quand cet état dure un certain temps, par leur pression sur le testicule et par les conséquences qui s'en suivent, ils amènent une complète destruction de l'organe ; le testicule correspondant devient alors affecté de la même manière, et le résultat inévitable est *l'impuissance permanente et incurable.* Cette maladie est décrite à la page 72 du volume.

Fig. 3, représente l'état vasculaire extrême du scrotum et l'état avancé de la maladie fongueuse du testicule.

Fig. 5, représente l'enflure granuleuse qui est la suite d'un abcès chronique du testicule ressortant par le scrotum.

Fig. 6, représente la maladie appelée *cancer,* se voyant sur le même scrotum à l'état naissant, à l'état avancé et à celui d'ulcération.

    A. Une petite excroissance. *B.* Une excroissance nerveuse. *C.* Un ulcère dont les bords sont rongés.

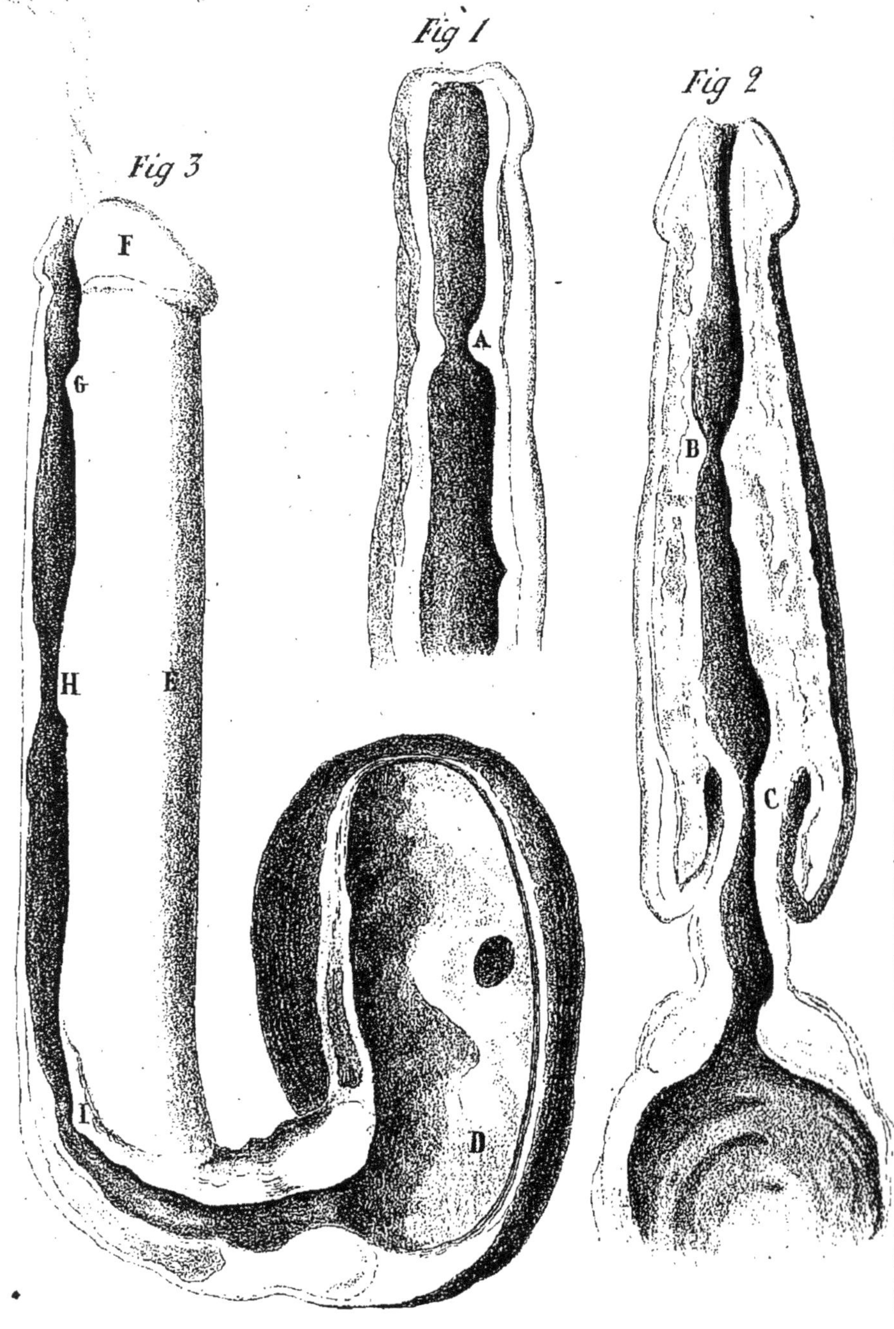
Planche 4
Fig 1
Fig 2
Fig 3
F
G
H
E
I
A
B
C
D

PLANCHE IV.

Les figures de cette planche représentent le rétrécissement permanent, qui est une maladie du tube urinaire, par laquelle la capacité du tube, ou canal, est, en quelques endroits, si contractée par l'épaississement des parois, que l'urine ne passe qu'avec la plus grande difficulté. Le rétrécissement est de deux espèces, temporaire ou spasmodique, et permanent. Le premier vient d'une irritation concentrée, et dure quelquefois assez pour produire autant de mal que le second. Le rétrécissement, de quelque espèce qu'il soit, empêche la sortie de l'urine, *et, s'il n'est pas soigné, amène la désorganisation de la vessie et de l'urètre, les conséquences en sont presque toujours fatales.* Les symptômes précurseurs du rétrécissement sont une diminution graduelle dans le jet de l'urine, qui se divise ou forme un petit filet insuffisant pour vider complètement la vessie. *L'un et l'autre de ces états résultent de la Masturbation, d'un abus excessif des plaisirs de l'amour, de la gonorrhée, des blennorrhées invétérées,* aussi bien que de l'intempérance, de l'insouciance et des effets des climats tropicaux.

Fig. 1, représente un rétrécissement vers le milieu de l'urètre. Le rétrécissement est marqué *A.*

Fig. 2. Le pénis et la vessie ouverts à la partie antérieure, indiquant deux rétrécissements, *B* et *C.*

Fig. 3 .Partie latérale de l'urètre et de la vessie, indiquant trois rétrécissements.

   D. LA VESSIE.

   E. LE PÉNIS.

   F. LE GLAND DU PÉNIS.

G. H et *I.* TROIS RÉTRÉCISSEMENTS, avec le jet urinaire fourchu, comme il existe habituellement dans cette maladie.

Planche 5

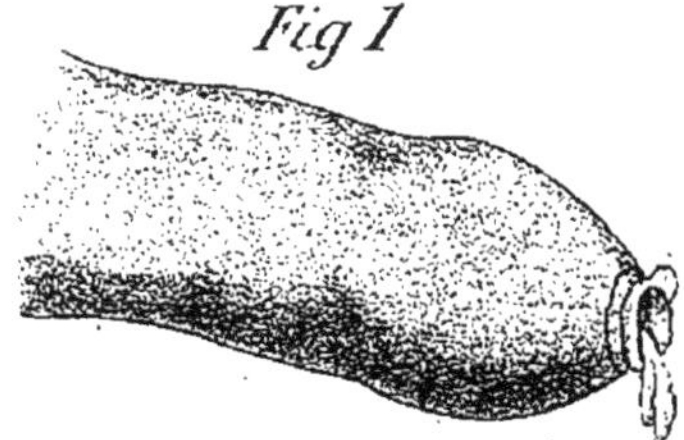

Fig 1

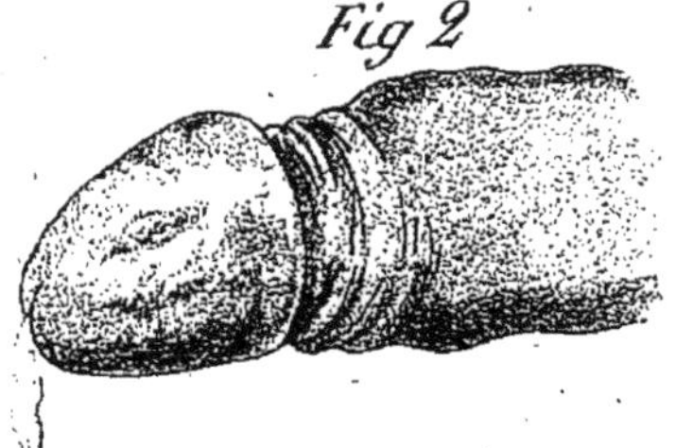

Fig 2

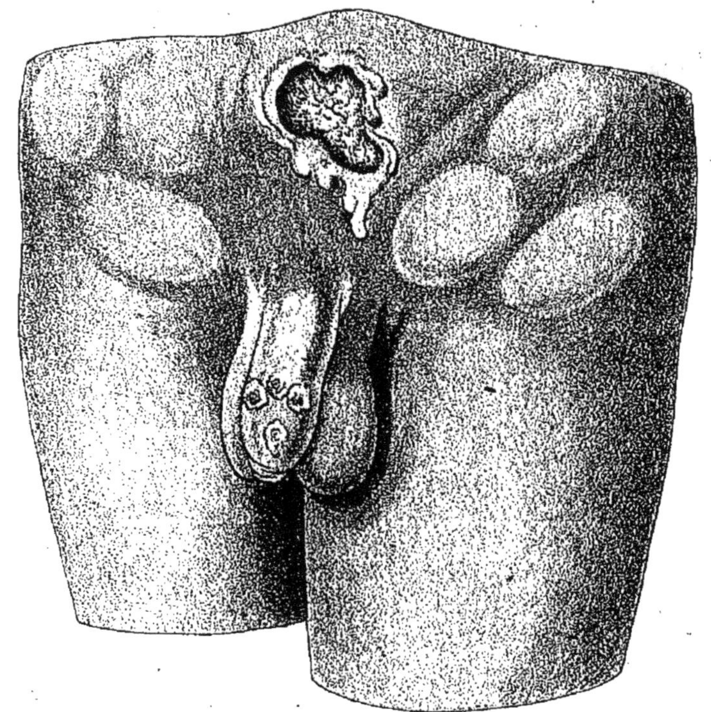

Fig 5

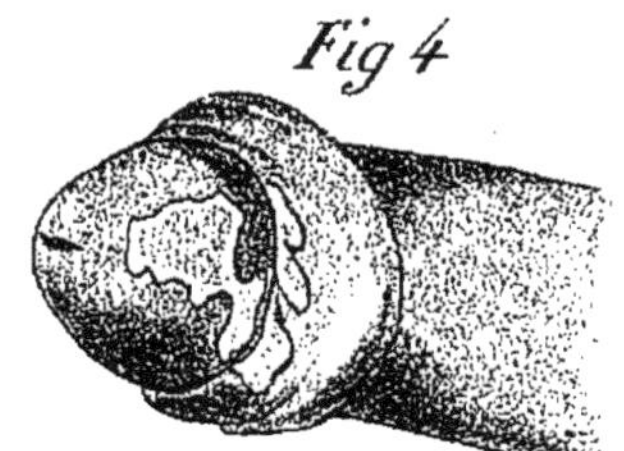

Fig 3
Fig 4

PLANCHE V.

Représente des cas vénériens locaux qui se communiquent par le commerce entre personnes qui en sont affectées. Ils sont de deux sortes : les uns affectant l'urètre, causant une inflammation du canal et un écoulement constant d'une liqueur jaunâtre particulière, quelquefois accompagnés de plaies qui ne sont pas dangereuses ; les autres causant la destruction du pénis par suite de plaies réellement syphilitiques.

Fig. 1, représente l'aspect d'une gonorrhée ou chaudepisse. Il y a un écoulement provenant d'un suintement du pénis, accompagné de l'inflammation du gland, qui empêche le prépuce de se retirer pour le découvrir ; ceci est appelé *phymosis* et est souvent un symptôme très-fâcheux et invétéré.

Fig. 2, est un autre aspect de la maladie (gonorrhée ou chaude-pisse), le prépuce est retiré derrière le gland, et ne peut le recouvrir à cause de son état d'inflammation ; ceci est appelé *paraphymosis* et est un mal beaucoup plus grave que le premier.

Fig. 3, représente la *venerola* commune ou plaie vénérienne. On la reconnaît à ses bords relevés, à sa base plate et à sa couleur jaune ou brune ; elle suit ou accompagne souvent la gonorrhée ou chaude-pisse, mais se présente fréquemment seule. C'est le genre de maladie qui se rencontre le plus ordinairement, *et il n'est pas nécessaire de faire usage d'un seul grain de mercure pour la guérir.* L'ignorance où l'on est souvent pour distinguer les différentes espèces de maladies du pénis, est la cause des terribles résultats que nous voyons de l'emploi de ce minéral.

Fig. 4, représente l'ulcère phagédénique ou *chancre.* On le distingue à son apparence plate, à ses bords rongés, non-relevés, et sans dureté à la base. Il est plus actif que la plaie ordinaire et s'étend plus rapidement ; il suppure blanc.

Fig. 5. Un autre exemple de plaie syphilitique sur le pénis, qui, à cause de son caractère particulier, attaque les glandes inguinales de l'aîne, dont l'une a suppuré. Cette espèce de syphilis s'étend au système glandulaire, particulièrement chez les sujets scrofuleux, et produit le même genre d'ulcère dans les glandes de la gorge, de la face, etc., comme on le verra à la planche VI, fig. 2.

Planche 6
Fig 1 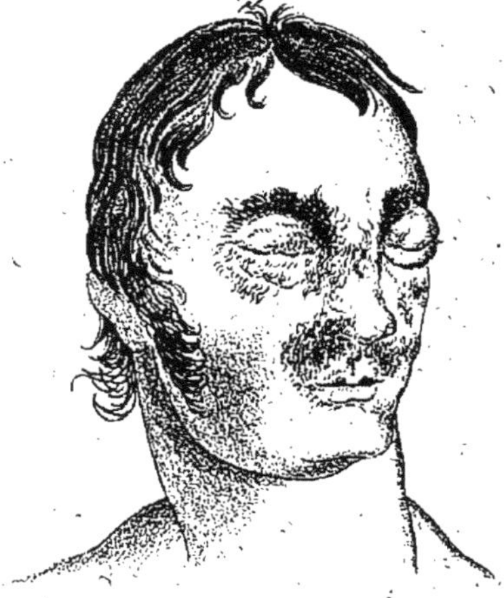
Fig 2 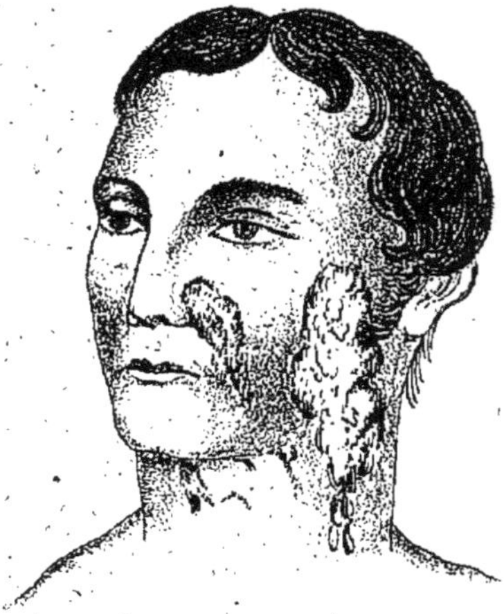
Fig 6 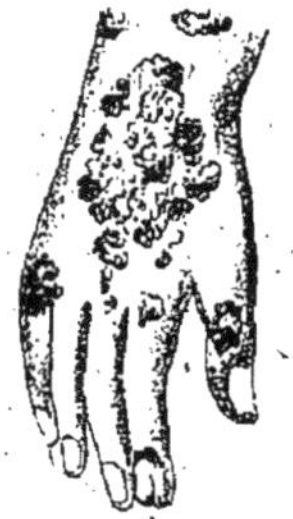
Fig 5 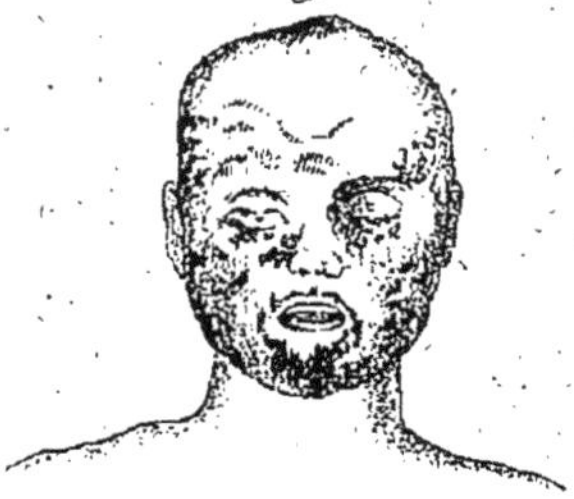
Fig 7 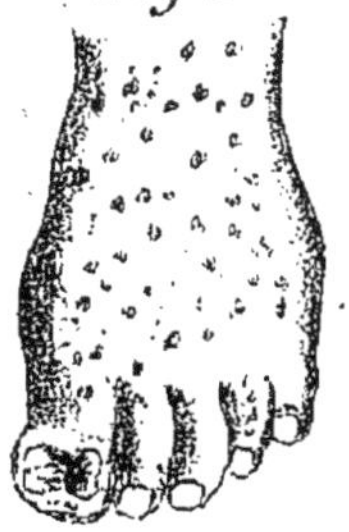
Fig 3 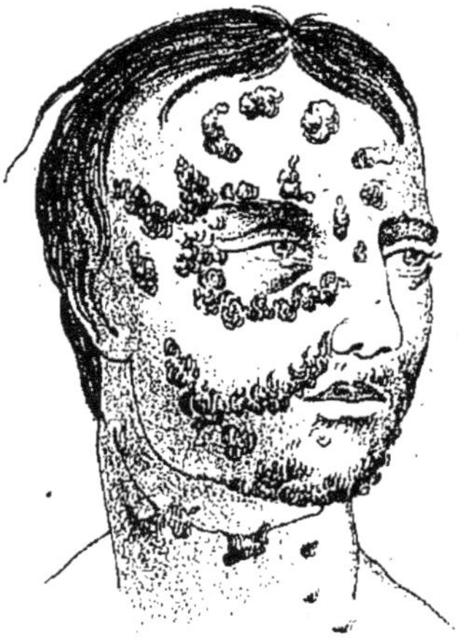
Fig 4

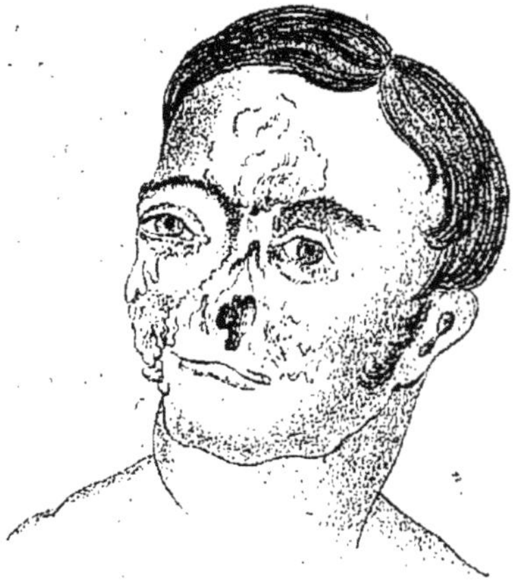

PLANCHE VI.

Contient des exemples des symptômes constitutifs secondaires du mal vénérien qui viennent s'ajouter aux affections locales. Ce genre destructif de maladie apparait généralement lors de la suppression soudaine des plaies primitives; il existe très-rarement avec elles *et se déclare très-souvent des semaines et des mois après que le malade s'est cru guéri.* Elle est causée par l'absorption du *poison* vénérien dans le système, et chaque partie du corps est exposée à en être atteinte, la masse entière du sang étant infectée du virus vénérien. On doit remarquer ici que des effets destructifs semblables sont produits par l'*usage excessif et non-judicieux du mercure.*

Fig. 1. Représente une inflammation ayant les caractères de la gonorrhée, et une suppuration des membranes des yeux, à la suite de la suppression soudaine de la gonorrhée ou chaude-pisse. Ce symptôme est très-commun. Il provient quelquefois de ce que les malades après avoir touché de leurs doigts l'orifice du pénis lorsqu'ils ont cette maladie, les portent à leurs yeux avant de s'être lavé les mains. Il y a des exemples de perte totale de la vue par suite de cette simple cause.

Fig. 3. Est un exemple d'éruption écailleuse de la face qui s'étend sur tout le corps. Cette affection est un symptôme secondaire du vrai mal syphilitique et est aussi très-difficile à détruire; elle s'étend parfois aux organes du corps les plus profondément situés.

Fig. 4. Est un exemple des effets de l'action combinée de la vérole maligne et de l'usage abusif du mercure qui a complétement détruit le cartilage du nez et les parties proches, exerçant les plus terribles ravages et rongeant les os. Ceci n'est qu'une triste réalité ; des exemples très-fréquents des résultats effrayants, et qui devraient suffir pour préserver les jeunes gens et les hommes mûrs des folies et des excès inconsidérés, (se rencontrent dans les hôpitaux où l'on traite ces sortes de maladies.)

Fig. 5. Est un autre exemple pénible des folies de jeunesse et des traitements mauvais. Elle représente un enfant dont le père n'a pas été purifié du mal vénérien avant de se marier. Quand on considère ce fait, que cette maladie, dans son état secondaire, demeure souvent renfermée dans le système du père pendant des mois avant de se déclarer et est ainsi communiquée sans le savoir par le père à son enfant, combien ne jugera-t-on pas nécessaire qu'une cure complète soit la première considération du malade.

Fig. 6. Représente des éruptions vénériennes sur les poignets et les mains.

Fig. 7. Représente une ulcération de l'orteil ayant un caractère syphilitique, et aussi des éruptions sur le pied.

SENSUALISME.

—

CHAPITRE Ier.

Ses résultats généraux sur l'esprit, le moral et le physique.

Il n'y a pas d'étude plus intéressante ou plus utile que celle des admirables rapports qui existent dans la construction de chacun des organes du corps humain, et les fonctions naturelles et essentielles que ces organes sont destinés à remplir. Ces rapports sont si intimes et immédiats, si indispensables, non-seulement à notre bien-être et au bonheur de ceux qui nous entourent— qui sont, ou réjouis par notre présence, ou attristés par nos souffrances— qu'il est de notre devoir, aussi bien que de notre premier intérêt, de nous familiariser avec l'étude de notre économie animale.

Ces remarques s'appliquent dans toute leur force à ces subdivisions du système vital, à l'égard desquelles on peut affirmer avec vérité, que si les conséquences de dérèglement ne sont pas immédiates, elles sont plus tard d'autant plus déplorables que leur approche a été plus lente. Si l'estomac a été chargé avec excès, ou si quelque substance irritante y a été introduite, si les organes digestifs sont oppressés par des crudités acides, l'action de vomir ou celle que l'on produit dans le canal intestinal, offrent un soulagement naturel et instantané, et délivrent de la présence des corps encombrants. La nature reprend son élasticité accoutumée, et l'ensemble des fonctions harmoniques se rétablit. Si les excès ne se répètent pas trop souvent, l'état général du système ne souffre pas de déterrioration. L'estomac ne peut, comme les autres organes, se prêter à un abus en recevant un excédant de nourriture : il est doué du pouvoir de rejeter immédiatement la surcharge d'aliments qui peut lui nuire ; mais le cas est tout différent si l'on compare les organes de la nutrition et de la digestion avec *le système génératif ou reproducteur* (1)

—

(1) Beaucoup d'expressions anglaises ont été rendues littéralement pour l'exactitude de la traduction.

(*reproductive or generative system*); car tel est le mystérieux rapport existant entre la nature de l'esprit et celle purement physique, telle est la facilité avec laquelle les organes de la *faculté reproductive (reproductive faculty)*, obéissent à l'impulsion d'une imagination malade ou excitée par un désir sensuel, que sous cette influence la nature appauvrie, fatiguée, exténuée, qui demande à réparer ses forces par le temps et le repos, est poussée sans cesse à l'émission de la *sécrétion séminale*, qui constitue le fluide le plus précieux du corps humain.

Dans beaucoup de cas cet excès d'émission est naturel, et le mal qui en résulte est naturellement proportionné aux forces du malade; mais il arrive (ce qui est on ne peut plus déplorable) que cet excès prend un caractère tellement horrible et contre nature, que, dans ce cas il est impossible de définir à quel point il peut porter le trouble dans les facultés mentales et morales, et à quel degré d'intensité il peut parvenir. Il est un fait remarquable, c'est que les malheureuses victimes des excès sensuels, et *plus particulièrement les individus qui se sont livrés à la Masturbation* (qui provoque une perte plus forte et plus fréquente que dans l'acte du commerce naturel), sont surtout enclins à la folie, ou, si la raison se maintient, elle tend à s'affaiblir et a le caractère de la décrépitude. Pour confirmer cette observation, je suis bien aise de citer l'opinion d'un homme d'une grande autorité, le docteur John Armstrong, médecin et professeur de la Faculté, à Londres, dont la mort récente a laissé un vide si regrettable dans la médecine. Il fait observer dans les cours qu'il a publiés, que « *l'excès des voluptés et le vice de la Masturbation provoquent la folie; qu'ils affectent le systême nerveux d'une manière remarquable, stimulent extraordinairement les mouvements du cœur, tendent à engorger le cerveau et la moelle épinière, et à détruire la raison chez les individus.* »

Il fait encore observer ailleurs « que le même état (la folie) a pour cause des habitudes *solitaires (solitary)*, et qu'il ne connait pas d'exemple plus déplorable que celui que présentent les individus qui se livrent sans frein à cette passion. » Il y a aussi des effets particuliers de maladie locale et constitutive, résultant des excès sensuels, qui ne doivent pas être omis dans la triste énumération des conséquences du Sensualisme. Ce sont ceux qui résultent de la contagion, quelques-uns desquels sont accompagnés de vives souffrances et d'un désordre dans les fonctions, d'autres d'une désorganisation locale qui donne naissance à des maux dont on a honte et qui se déclarent souvent après des années. Ainsi le *poison* de la *Gonorrhée,* ou *chaude-pisse,* ne produit ordinairement qu'une inflammation temporaire et particulière de la membrane muqueuse interne du canal conduisant à la vessie, et, quoiqu'elle soit très-douloureuse, elle disparaît au moyen d'un traitement judicieux et ne laisse aucune trace dans les organes *génératifs.* Mais, dans d'autres cas, l'action inflammatoire ayant un caractère plus grave, ou causant une sensibilité plus aiguë, on remarque cet épaississement de la membrane délicate du canal urinaire qui laisse des traces constantes, et souvent une désorganisation incurable qu'on appelle *rétrécissement.* Dans ce cas nous observons un changement complet et maladif dans l'état de la conformation naturelle et dans les fonctions de l'organe ; les rétentions d'urines (qui souvent ont causé la mort des malades par l'effet de la rupture de la vessie), les douleurs qui accompagnent la fréquente introduction de la sonde, dont l'emploi est nécessité par le besoin de faire évacuer l'urine, ne sont qu'une partie des horribles souffrances qui punissent les excès inconsidérés. L'inaptitude à remplir les devoirs du mariage, la honte, l'humiliation et la douleur qu'une femme est exposée à subir, les efforts, les embarras auxquels on est livré par de légitimes désirs, sont les conséquences qui suivent les rétrécissements.

La souffrance est devenue le sort des temps modernes, depuis que le mal vénérien a été connu et s'est répandu parmi nous ; de tristes réflexions doivent naturellement se présenter à l'esprit de tout ami de l'humanité, quand on considère sa nature et ses effrayants progrès. Cet agent destructeur opère non-seulement sur notre existence, mais souille d'avance la génération à venir ; il remplit d'amertume les plus douces joies de la vie, sépare le mari de sa femme, prive les parents de l'affection de leurs enfants, frappe mortellement la paix domestique, et laisse toujours dans l'esprit bienveillant de la femme qui voudrait l'oublier le souvenir d'une honteuse blessure. Il anéantit la vigueur chez le jeune homme, couvrant le corps d'horribles ulcères, détruisant les os et dénaturant ainsi la mâle beauté de « l'image humaine de Dieu. » La voix forte et sonore transforme ses tons pleins et riches en un nasillement qui semble abaisser misérablement la nature de l'homme et le condamner à n'ouvrir la bouche que pour laisser comprendre sa honte. Tels sont les traits révoltants de la *dé-*

sorganisation syphilitique, dont les épouvantables mutila-
tions font frémir. Faire ramper sur cette belle terre une
population gangrenée, se détruisant par lambeaux, et
conservant cependant assez les facultés de l'esprit pour
qu'elle puisse contempler l'étendue de ses maux ; souiller
la plante humaine à sa racine et lui faire porter le germe
impur qu'elle transmet à ses rejetons ; condamner la
société à entendre la voix chétive, et à voir le teint maladif
de l'enfant malsain qu'une tendre et vertueuse mère tient
dans ses bras, — cet enfant qui devrait être la joie et l'or-
gueil d'un cœur paternel, et qui n'a reçu de son auteur,
pour premier don, qu'une organisation faible et maladive,
la contre-partie de la sienne, la transmission du fruit de
ses propres excès. — Assurément ces conséquences sont
effrayantes, et de combien de remords le cœur d'un homme
n'est-il pas dévoré quand il voit son enfant marqué du fatal
stigmate qu'il porte lui-même ! Peut-être la victime du Sensualisme aura-t-elle échappé à cette lente agonie du cœur,
assez jeune pour n'avoir pas associé sa vie à celle d'une femme
qui l'aurait plaint, pardonné, et lui aurait prodigué ses
soins ; mais alors son lit de douleur sera entouré de ces
attentions mercenaires qui se comptent à prix d'argent. Le
malheureux, après avoir parcouru le cercle étroit des cri-
minelles jouissances, verra peu à peu se retirer de lui
les dons de la jeunesse, l'espoir qui ranime, et viendra s'é-
teindre sur un lit de douleur où il rendra le dernier soupir
dans l'abandon et la désolation.

Qui, parmi nous, n'a pas connu quelque exemple d'une
existence de jeune homme, dévastée, flétrie, qui s'est ter-
minée dans les larmes au printemps de la vie ? Mourir ainsi,
descendre dans la tombe ne laissant après soi que des re-
grets mêlés du dégoût que les amis qui nous survivent ne
peuvent s'empêcher d'éprouver en pensant à nous, n'est-ce
pas une honteuse et affreuse mort ? Telles sont les couleurs malheureusement trop vraies de la peinture que
nous avons présentée ; heureux si nous avons pu arrêter
quelque jeune insensé poussé dans le sentier de la folie, et
si nous avons pu prévenir les misères qui l'attendent. Il
est bon de s'appesantir sur les conséquences du Sensualisme ; la moitié du charme fascinateur qu'il exerce vient
plutôt de l'ignorance où nous sommes de l'existence de
cette pointe empoisonnée et cachée qui vient nous « piquer
ensuite comme une vipère. » Si nous pouvions toujours
avoir présents ses résultats, en connaître l'influence et la
durée, assurément nous reculerions avant de faire un pas

dans cette voie de maladie, de misère et de ruine; car,

> Vice is a monster of such frightful mien,
> That to be hated needs but to be seen.

Sir Astley Cooper, médecin en chef de feu sa majesté, remarque que « si l'une de ces affreuses maladies pouvait être dépeinte du haut de la chaire, comme une image des terribles effets d'une vie de débauche, l'esprit serait frappé de plus de terreur qu'aucune prédication au monde ne pourrait en imprimer. L'état d'irritabilité des malades mine leur vie, et c'est ainsi que périssent un grand nombre d'entre eux, dont la quantité est encore augmentée par l'effet des faux traitements et des remèdes mal employés. »

Dans l'enfance de la science médicale, les pratiques les plus sages n'étaient qu'empiriques, et quoique l'on doive reconnaître que nous n'avons fait que peu de chemin au-delà du seuil de ces temples glorieux qui ouvrent leurs portes à celui qui cherche la vérité, cependant il faut dire que les absurdes remèdes employés autrefois sont considérés aujourd'hui comme plus qu'inutiles. S'il est quelque chose d'inappréciable, c'est la mission de celui qui, portant la lumière dans les ténébreuses pages du livre de la nature, applique toutes les forces de son intelligence à découvrir ses mystères et en remontant vers les causes, cherche les moyens de combattre les effets du mal.

Il est un fait démontré clairement, c'est que, à l'égard des différents cas de maladies syphilitiques, la plus grande partie des exemples de mort résulte des faux traitements, des mauvais soins, et surtout de l'abus des agents puissants et actifs de la médecine, employés par ceux qui, par timidité, ou par honte, tentent de faire eux-mêmes des traitements hasardeux, plutôt que de se confier aux hommes qui ont consacré leur vie à l'étude exclusive des maladies dont ils sont attaqués. Rien n'est pourtant plus évident, plus vrai, quoique beaucoup de gens refusent de l'admettre, que la concentration des études vers un point de l'art doit produire les mêmes résultats favorables que dans toute autre partie de la science humaine où l'on divise le travail. Et même, dans la profession chirurgicale, n'a-t-on pas reconnu l'admission de ce principe ? Guthric, White, Adams, Saunders, Travers, parmi ceux qui ont tant fait pour le progrès de la pratique médicale, n'ont-ils pas avancé nos connaissances dans la cure spéciale des maladies de l'œil, par leurs écrits sur les affections de cet organe ? Si la culture d'une branche spéciale de la science

par des médecins dévoués avec ardeur à leur tâche, tend
à la découverte d'un grand nombre d'utiles remèdes,
par la même raison celle dont l'auteur fait son sujet ne
peut manquer de marcher en avant, et de renverser les
honteuses incertitudes de l'art en ce qui la concerne.

Les écrits de Gooch, Burns, Merriman, Davies, Ingleby
et autres ont une valeur pratique qui tient à ce qu'ils se
sont voués exclusivement aux soins des maladies de la
femme ; et je n'hésite pas à dire que les cas peu nombreux
de mortalité des femmes en couche, à cette époque, sont
dus à la lumière que les hommes spéciaux ont répandue
sur la pratique du traitement à leur appliquer.

Si donc, dans l'état de la science (1), nous avons une
preuve évidente que sur certains points la division du travail a eu de bons résultats, nous devons convaincre ceux
qui veulent bien y croire pour ces points particuliers,
qu'elle doit avoir les mêmes résultats pour toute autre
branche de l'art. L'expérience des chirurgiens militaires
dans la pratique des maladies vénériennes, telle qu'elle est,
est encore une confirmation de la vérité de ces observations.

Il est digne de remarque que, à part les cas de désorganisation syphilitique qui présentent les caractères les
plus visibles, il n'y a pas une seule espèce d'abus sensuels
qui ne laisse une marque reconnaissable de flétrissure. Ne
laissons donc pas croire à celui qui s'abandonne aux désirs
de ses sens et les satisfait par la *Masturbation*, que ses
semblables ne peuvent pas lire sur sa personne et reconnaître le vice dont il est la victime. Il est imprimé sur
son visage ; son air abattu, sa figure pâle, sans expression,
son œil terne, son attitude, le malaise qu'il éprouve sous le
regard d'une femme vertueuse, tout indique qu'il est
adonné au vice *solitaire (solitary vice)*; qu'il est pire qu'un
« moine obscène. » Il présente un exemple de la vérité
de cette prédiction : « Il n'y a rien de secret qui ne soit
révélé, ni rien de caché aux hommes qui ne soit connu. »

La Fable raconte que l'autruche a l'intelligence si nulle,
qu'elle cache sa tête dans un fourré quand elle se sent

(1) C'est dans l'intention de bien établir *mes droits au titre de
Médecin praticien dûment autorisé*, et de bien les distinguer des
prétentions de ces *empiriques illétrés*, au soin desquels, par
suite de l'apathie et de la négligence du vrai médecin, les maladies sexuelles sont trop souvent confiées, que j'ai cru devoir
ajouter à ce volume mes diplômes et mes certificats.

poursuivie, sans se douter que l'on peut apercevoir son énorme corps. Le Sensualisme appauvrit tellement l'intelligence, que les victimes du vice dont nous avons parlé, ne rougissent pas de se laisser aller à leur penchant devant Dieu, quand ils rougissent de honte d'être aperçus par un enfant ou par la plus infime des créatures. Horrible profanation de la plus vive sensation de notre nature! Quel stupide enivrement que celui qui anéantit le sentiment de nos joies viriles, qui retire à ce monde le tribut tempéré que le Créateur a commandé aux hommes de lui payer! « Croissez et multipliez afin de peupler la terre, » tel est le vœu et la loi de la nature, et celui qui s'y soustrait subit une mort anticipée qui n'est que la conséquence de son crime.

Quoique notre poète national, Burns, se sente disposé "To waive the quantum o' the sin ", ou, quoique, dans un livre destiné à un usage pratique et populaire, nous nous sentions disposé à ne pas moraliser sur la nature du vice et à penser comme lui du " Hazard o' concealing ", nous ne pouvons passer légèrement sur ses résultats, en tant qu'ils touchent le physique, l'esprit et le moral, et ce n'est qu'en recherchant le vrai caractère de ces résultats que nous pouvons baser de sages moyens de guérison. Les aberrations de l'esprit réclament absolument un traitement, car elles sont la conséquence de la maladie de la pensée, et il est vrai de dire pour toute espèce de vice, et surtout pour celui que nous indiquons, que

" —— It hardens a' within,
An' petrifies the feelin'. "

Il s'ensuit qu'une partie de mon traitement consiste à donner une idée exacte des conséquences des abus sensuels.

On rapporte que l'archevêque Cranmer, lorsqu'il fut brûlé sur le bûcher, à cette époque où le fanatisme religieux et la furie politique faisaient bon marché de la vie des hommes, s'écria, en étendant sa main au milieu des flammes : « Cette indigne main ! » Il avait signé de cette main sa rétractation. Quand la lumière de la vérité aura ouvert les yeux au malheureux abandonné à ce détestable vice, et qu'il s'adressera à lui-même une semblable apostrophe, il ne lui restera plus qu'à remédier aux conséquences de sa folie. L'esclave volontaire de ce vice tombe bientôt dans un état de décrépitude prématurée ; ses joies sont illusoires, des misères imaginaires se trouvent en foule sur sa route, jonchent d'épines ses tristes pas et le conduisent promptement vers la tombe. Auteur de sa propre destruc-

tion, sa fin est triste, pleine de remords et de désespoir.
Il y a des hommes chez lesquels la source des sensations
vitales est tellement épuisée, chez lesquels tout principe
d'activité et de bonheur est tellement anéanti, que la vie
leur semble insupportable ; ils n'ont plus aucun sentiment
sympathique avec leurs semblables ; tristes esclaves d'une
passion désordonnée, ils ont le malheur de comprendre leur
extrême dégradation ; l'existence leur devient un fardeau,
et cependant ils ne peuvent résister au fatal désir : " To
shuffle off this mortal coil. " Ces êtres infortunés sont, pour
la plupart, ceux qui, par dissipation de jeunesse, par un
penchant précoce, ont fait des pertes trop fréquentes de
la liqueur séminale et ont épuisé ces réservoirs qui contiennent la puissance de la vie, présentant ainsi à la fleur
de l'âge les caractères de la décrépitude.

A ceux-là je veux porter des secours qui, avant que la
folie et l'impuissance incurable se soient complètement
emparées d'eux, pourront être arrachés à cette mort sociale qui les retranche par anticipation de la vie, car pour
beaucoup il y a encore un espoir de salut. Les conséquences du mal peuvent ne pas être toujours apparentes,
ou l'ignorance peut imputer à des causes qui ne sont pas
réelles, les souffrances nerveuses qui assaillent le malheureux malade ; mais cependant les mauvaises habitudes acquièrent bientôt un degré d'exaltation qui subjugue la
raison, et l'on peut reconnaître leurs effets aux caractères qu'elles présentent. A ceux qui veulent comprendre,
j'offre un moyen d'échapper à la puissance qui les domine
et aux suites qui résultent du Sensualisme ; à celui chez
lequel la divine lumière de la raison n'est pas tout-à-fait
éteinte, au pauvre esclave qui cherche encore à se défendre de l'ivresse de ses sens, j'offre les moyens de rétablir sa santé affaiblie, et de le faire jouir du bonheur de la
vie intime.

Il y a beaucoup de cas où l'abus et la surexcitation de
ces organes ont sérieusement compromis le cerveau et les
poumons, dont la prédisposition à être affectés aurait pu,
avec des soins, ne pas avoir de suite, tandis qu'elle a été
entretenue par des excès sensuels précoces, et se termine
en un état de consomption maladive, qui ressemble si
exactement à la phthisie scrofuleuse, qu'elle défie, *quand
la cause n'en est pas découverte*, toutes les méthodes adop-
tées pour en faire disparaître les symptômes.

Parmi les causes ordinaires de maladie signalées par les
médecins, aucune n'est aussi fréquente que les *émissions*

excessives, qu'elles soient naturelles ou non, et il est parfaitement vrai que, provenant d'une excitation extraordinaire, les plus faibles organes d'un individu, robuste ou
délicat, ressentiront les premiers la perte de l'énergie des
sens, — de cette puissance qui, soigneusement gardée, est
notre plus sûre protection contre les atteintes des maladies
et notre plus fort auxiliaire contre leurs pernicieux effets.

La perte du sang, si elle se renouvelle, même par petites
quantités, est un indice certain d'affaiblissement des puis-
sances vitales; mais l'influence immédiate sur le système
nerveux de la perte de cette *sécrétion formée du sang et si
curieusement élaborée*, est encore plus rapide et destructive. L'affaiblissement produit par cette perte est plus considérable qu'aucun autre; d'autant plus considérable qu'il
y a un rapport plus direct avec le cerveau dans la production
de cette sécrétion. La malheureuse victime du Sensualisme descend dans la tombe, épuisée par la toux et la
fièvre hectique, et la cause de sa mort est, la plupart du
temps, attribuée indifféremment, et avec une impardon-
nable négligence, à une maladie des poumons ou du cœur;
tandis que, si la cause réelle du mal avait été connue, elle
aurait pu être traitée par d'autres moyens et avec un
meilleur résultat. C'est une chose aussi surprenante que
regrettable de voir que ceux qui sont chargés du soin de la
santé, publique ne sont pas plus éclairés sur la prédomi-
nance du Sensualisme comme cause la plus fréquente des
maladies de l'homme.

A moins que par des moyens persuasifs on arrive à obtenir du malade l'aveu de la cause première de ses souffrances, il n'est pas très-probable que le médecin d'une
famille en obtienne la confidence volontaire. Le silence,
sur ce point, est souvent imputable à l'ignorance ou à
l'apathie du médecin, ou à l'une et l'autre. Les habitudes
de la société, les usages de la profession de médecin,
semblent défendre de semblables demandes; la crainte, la
peur de faire naître un soupçon qui peut être mal fondé,
les conséquences qui peuvent résulter de pareilles questions, peuvent souvent avoir une influence sur l'esprit du
médecin et l'engager à garder un silence absolu sur de
pareils sujets.

Le résultat naturel et inévitable de ce défaut d'attention
pour l'une des causes les plus ordinaires et les plus importantes des cas de maladie, est que le malade, mis entre les
mains d'un médecin de la Faculté, est soumis la plupart du
temps à un mode de traitement qui ne sert qu'à aggraver

son mal. Des cas se présentent fréquemment chez les personnes des deux sexes, où la langueur, la lassitude, l'inaptitude aux affaires ou aux joies de la vie, de constants maux de tête, des douleurs dans les membres, des toux d'irritation, des palpitations de cœur, ou plus souvent encore, une longue suite de souffrances hypocondriaques jointes à l'indigestion, sont aux yeux du médecin routinier la cause de la maladie.

Que des personnes qui souffrent ainsi soient confiées au soin de celui qui n'a pas cru incompatible avec sa dignité de s'occuper des désastreux effets de l'abus des sens, et si elles souffrent du mal de tête, il prescrira probablement tels remèdes applicables avec convenance à un cerveau malade.

Quelle pourra être la conséquence de l'irritation constante et de la fatigue de l'appareil de sécrétion et du système *génératif*, si la douleur ne vient pas de l'embarras des vaisseaux de la tête, mais (comme nous savons que cela peut être) *de l'épuisement de la puissance nerveuse, et de celle des sens à la suite d'excès?* Un malade déjà excité extraordinairement sera soumis à un régime nuisible, et il sera exposé à perdre les faibles restes de vitalité de ses organes « *Secundum artem* » par l'effet des remèdes ordinaires.

On reconnaît ici la nécessité que des membres instruits de la faculté de médecine, consacrent leur attention exclusive aux maladies qui proviennent d'une excitation forcée du système *génératif*, aussi bien qu'à ces espèces particulières de désordre qui, lorsqu'ils sont négligés, se transforment en une désorganisation complète.

Quelle que soit la somme de talent d'un médecin ordinaire et son succès dans les divers traitements qu'il pratique, la mort cache toujours quelques erreurs dues à son ignorance de certains symptômes de consomption, sur lesquels il se trompe, et dont le climat est souvent accusé. La réputation n'en souffre pas, le secret est gardé par la tombe qui en garde tant d'autres.

Je voudrais pouvoir appeler l'attention de tout le monde sur ces réflexions, et convaincre que l'étude spéciale de ces maladies est seule capable de faire réussir les soins à leur donner. Il faut posséder ce tact éclairé qui obtient tout d'abord la confiance du malade et ensuite ses confidences; il faut savoir sympathiser avec ses faiblesses et posséder cette profonde connaissance du cœur humain, qui permet de corriger avec douceur les écarts de la perversité.

Malheureusement il a toujours existé dans ce pays une aversion pour cette branche de l'art, tandis que les maladies des femmes et des enfants, les accouchements, les maladies des dents, des yeux, des oreilles, ont ouvert la voie à des hommes qui ont acquis une grande réputation et une grande fortune.

L'auteur se flatte, au contraire, de braver le préjugé et la fausse délicatesse, et a la conviction qu'en s'attachant à une branche spéciale, il sera l'instrument de quelque bien et n'aura pas vécu sans avoir été utile. Le regard reconnaissant de celui qui s'était égaré, les roses de la santé remplaçant sur ses joues la pâleur anticipée de l'homme fait, tel sera le trophée de mes services; il suffira à ma satisfaction, et je me croirai assez au-dessus des ignorants et des méchants pour mépriser leurs moqueuses critiques.

CHAPITRE II.

Observations pratiques sur l'anatomie chirurgicale et la physiologie des organes génitaux, leurs usages, leur construction et leurs sécrétions.

Il y a parmi nous un désir naturel de remplir cette intention primitive du créateur qui assure la perpétuité de l'espèce. Cette propension semble être l'effet d'une passion épurée, d'un sentiment naturel et juste de la puissance créatrice à l'impulsion de laquelle nous devons obéir. Ce désir doit irrésistiblement nous conduire à la recherche des moyens qui peuvent remédier aux infirmités qui arrêtent son objet. *L'incapacité d'engendrer est ressentie par instinct comme une condition dégradante.* Les maladies sexuelles sont donc de la plus grave importance, soit qu'on les considère comme tendant à restreindre ou à affaiblir les générations futures, soit qu'on les envisage dans leurs effets immédiats sur la santé et le bonheur des individus.

Une connaissance plus exacte et plus étendue de la structure générale des organes reproducteurs, est absolument nécessaire, pour comprendre la nature des maux qui résultent des abus sexuels. La nature paraît avoir voulu que l'homme attachât une grande attention à l'usage de ces organes, en compliquant d'une manière si extraordinaire le mécanisme *qui forme et conduit le fluide séminal.* Ces organes, par suite d'une loi de sympathie particulière, communiquent leur état de souffrance au cerveau, à l'estomac, aux organes de la digestion et au système nerveux, lorsqu'ils sont surexcités par l'irritation locale qui provoquent les émissions trop fréquentes. L'état sain de l'appareil reproducteur est de la plus grande importance pour la conservation de l'énergie et de la force ; d'autant plus que le fluide sécrété par les testicules peut retourner dans la masse du sang (1). On peut obtenir la preuve que ce retour du fluide séminal dans le sang a lieu effectivement et donne aux muscles la vigueur, de même que l'on peut regarder la débilité qui suit les émissions trop fréquentes comme une confirmation de cette

(1) Voyez planches 1 et 2.

vérité. Comme le cerveau, les organes génitaux sont en rapport direct avec le système nerveux, et l'abus de ces organes a sur la santé une influence on ne peut plus pernicieuse. Il est généralement admis que le sang est le fluide vital, et si, parmi les sécrétions, la semence est le seul fluide susceptible d'être réabsorbé par le sang, comment échappera-t-on à cette conclusion de beaucoup de physiologistes, que la semence ayant la puissance de fournir la vie à des êtres nouveaux, elle doit être *elle-même un fluide vivant?* Pouvons-nous imaginer un agent plus capable de réparer et de soutenir notre puissance vitale ? « Il est impossible de nier que dans le mâle ou la femelle, ou dans l'un et l'autre, ou dans les deux réunis, le fluide génital soit vivant; car de leur union, ou par l'influence de l'un sur l'autre, un être vivant se produit, qui prend une portion de leurs qualités vitales. » Blumenback s'accorde à dire que le *fluide génital du mâle et de la femelle sont l'un et l'autre vivants.*

Nous savons suffisamment par l'expérience que le corps n'acquiert sa complète perfection que lorsque le développement des organes génitaux a atteint sa maturité, ce qui prouve que cet arrangement n'est pas seulement destiné aux êtres auxquels nous pouvons donner naissance, mais plus particulièrement à nous-mêmes; l'influence sur tout notre système est si extraordinaire, qu'à l'époque où commence la virilité, notre individu éprouve un changement très-remarquable : la croissance est plus prompte, les muscles et les os acquièrent de la dureté, la voix devient pleine et forte, en un mot *nous devenons en réalité homme, par le corps et par l'esprit.*

Beaucoup d'animaux à cette époque-acquièrent des parties entièrement nouvelles, telles que les cornes, les andouillers, qui ne paraissent jamais chez ceux que l'on a châtrés. Ceci démontre quelle peut être la force et l'influence de la puissance que renferment les organes de la génération. Si quelque chose doit confirmer ce fait, c'est que la perte même du sang, ne peut affaiblir d'une manière aussi prompte que la perte du fluide séminal. Rien ne donne à la vie un stimulant plus grand que sa libre sécrétion et rien ne produit plus vite l'accablement et le dégoût que la perte trop fréquente qu'on peut en faire.

Jetons un coup-d'œil sur les particularités anatomiques des organes mâles. La marche la plus simple sera d'adopter l'ordre de la nature qui a pourvu les glandes sécrétoires *de la semence vivifiante,* formée du sang, et approprié des canaux pour qu'elle ait son écoulement. Il était nécessaire qu'elle fût portée sans accident dans les cavités destinées à la formation de l'embryon ; dans ce but le canal urinaire du mâle, qui forme une issue naturelle, est fait pour passer le long d'un tissu érectile, et quand le sang l'a tendu, il acquiert une fermeté suffisante pour pénétrer dans l'organe femelle.

Les sensations qui accompagnent l'émission sont encore une nouvelle preuve de l'importance de ce fluide, car toutes les autres évacuations s'effectuent sans excitation agréable ; mais celle-ci, *si elle n'est pas naturellement produite,* augmente la convulsion en quelque sorte épileptique, inséparable de l'acte, et l'état de langueur temporaire qui le suit, peut se changer *en une imbécilité déplorable et permanente.* L'affaiblissement qui suit l'émission démontre quelle perte fait le corps quand il se sépare de ce fluide si important ; toutes les forces de l'homme viril sont nécessaires pour la réparer, et dans la vieillesse, ou dans le cas de maladie du cœur, on a vu des exemples d'une mort subite, résultant du choc violent que produit la sensation sur le système nerveux.

Morgagni, célèbre médecin italien, cite un cas de mort dans des circonstances semblables. Plateros dit qu'un magistrat d'une ville de la Suisse, qui se remaria à un âge assez avancé, au moment de *consommer* le mariage fut obligé de s'arrêter. Le même accident lui arrivait toutes les fois qu'il essayait d'accomplir le même acte. *Il s'adressa à une quantité de charlatans :* l'un deux lui assura, après qu'il eût pris de nombreux remèdes, qu'il n'avait plus rien à craindre. Il fit une nouvelle épreuve, qui ne lui réussit pas mieux qu'auparavant, mais ayant voulu la continuer jusqu'à la fin il mourût dans les bras de sa femme. Je me rappelle un cas quelque peu semblable : un pauvre jeune homme qui avait contracté l'habitude de la masturbation, étant tourmenté d'extrêmes désirs fut un jour fort surpris de ne pouvoir se trouver en état d'érection, après de vains efforts il éprouva des douleurs subites dans la tête et le lendemain son état approchait de la folie. Un traitement sage, poursuivi avec soin, lui rendit les forces et la puissance de l'organe affaibli, et il est maintenant capable de retrouver la fermeté nécessaire à l'érection complète du pénis. Il n'y a pas dans la nature de phénomène plus singulier que le pouvoir d'érection du membre viril. Il est indispensable à l'accomplissement de l'acte naturel et la perte de ce pouvoir est un malheur inévitable, lorsqu'on s'abandonne à des habitudes qui sont contre nature. Un certain degré d'érection est absolument nécessaire pour accomplir l'acte naturel, aussi le malheureux qui s'est accoutumé à *des érections par la friction manuelle*, ne peut plus être excité suffisamment dans l'acte naturel et n'arrive pas à obtenir un degré de fermeté nécessaire pour pénétrer dans l'organe femelle, il répand alors le fluide séminal avant d'y parvenir. *Les organes sexuels mâles et femelles sont les seuls instruments de sensation,* comme l'œil est l'instrument de la vision, tandis que la perception s'opère dans le cerveau.

En observant les changements qui s'opèrent à l'âge de puberté, nous voyons que la voix s'altère et devient discordante, et, outre l'irritation de l'utérus chez la femme qui se forme, il y a souvent, à cette époque, et *jamais pendant l'enfance,* une sensation désagréable dans la gorge, appelée par les médecins « globus hystericus. » Les cas les plus remarquables offrent un développement considérable des parties postérieures et inférieures de la tête, suivant l'étendue de la masse nerveuse qu'elle contient. Il est nécessaire d'ajouter que les nerfs de la voix, ces fils délicats qui établissent une communication entre le cerveau et les muscles de la voix, prennent naissance au cervelet, et quand cet organe est dans un état d'excitation extraordinaire, à l'époque dont nous parlons, tous les nerfs qui en émanent ainsi que les parties voisines sont sympathiquement affectés.

Ainsi les pauvres créatures qui dans leur enfance ont été privées des testicules pour leur conserver une voix de soprano sont sujettes à éprouver une excitation périodique ; mais privées de l'*instrument* indispensable, elles ne peuvent satisfaire le désir qu'elles ressentent. Il est un fait reconnu, c'est que la strangulation provoque l'érection. On connaît un exemple d'un individu qui avait recours à une strangulation partielle pour obtenir un état d'érection qui lui permit de satisfaire ses désirs. Il a fait l'expérience une fois de trop et a été l'objet d'une enquête du *coroner. Telles sont les folles aberrations du sensualisme.* Cet individu avait été châtré et trouvait une espèce de plaisir particulier dans la sensation qu'il se procurait de cette manière. L'état d'érection se remarque quelquefois chez les criminels lorsqu'ils meurent sur l'échafaud ; il serait absurde assurément de supposer que dans ce moment terrible il peut être dû à l'effet de leur imagination (1). La

(1) Ne pas oublier qu'en Angleterre on pend au lieu de guillotiner.

menstruation des femmes opère une excitation semblable.
Cette excitation est évidemment indépendante de la volonté
et tient à ce que les vaisseaux du cervelet se trouvent gorgés de sang ; comme cela arriverait si l'on comprimait avec
une corde les vaisseaux du cou sans attaquer la moelle
épinière.

Ces observations sont d'une grande importance pour la
pratique médicale. Je suis conduit à rechercher s'il n'y a
pas une liaison absolue dans certaines espèces de sensualisme avec la maladie du cerveau. Nous comprenons
l'exactitude de cette observation, que cet appétit maladif
des sens a de grands rapports avec l'état de la folie ; *en le
satisfaisant d'une manière trop répétée on attaque le cerveau sans espoir de pouvoir jamais le guérir.* Nos efforts
tendront donc à se diriger (par une voie toute différente
de celle suivie généralement par les médecins ordinaires)
vers l'étude des organes de la tête et non simplement vers
les organes génitaux.

L'organe mâle est le plus curieusement conformé :
membraneux, vasculaire, érectile, pourvu de plusieurs
muscles, il forme un canal pour la sortie de l'urine aussi
bien que pour celle du fluide séminal. Les diverses parties
qui le composent peuvent se définir ainsi : la peau (avec
cette prolongation qui forme le prépuce), la membrane
cellulaire, les tissus caverneux, l'urètre ou canal urinaire,
un ligament suspenseur, le gland, certains muscles, les
vaisseaux sanguins, et des nerfs importants. Nous n'avons
pas besoin de faire d'autre remarque sur la peau qui couvre le pénis, si ce n'est que, dans certaines espèces de maladies syphilitiques, la partie qui borde intérieurement le
prépuce peut devenir ulcérée, et que l'un des effets les
plus douloureux de la gonorrhée, ou chaude-pisse, est
cette dilatation et cette constriction inflammatoires produites par une irritation sympathique de la peau qu'on
nomme *paraphymosis,* qui résulte souvent du mauvais
traitement d'une maladie qui pouvait n'avoir aucune gravité dans le principe et devient un mal très-violent dans
certains cas.

Les tissus caverneux, séparés par une cloison centrale et
fibreuse, forment presque entièrement le corps du pénis ;
ils enveloppent la surface supérieure du canal urinaire ; à
une extrémité ils sont attachés à l'os pubis, à l'autre ils
se terminent au gland. Ces tissus sont spongieux, cellu-
laires, et revêtus de fibres très-fortes. Les vaisseaux san-

guins sont très-nombreux ; ils s'entrelacent les uns les autres, les veines comme les artères.

L'urètre a une structure délicate et une connaissance de sa nature et de ses particularités anatomiques est nécessaire pour l'emploi convenable des remèdes en cas de maladie. Sa membrane muqueuse peut être enflammée par une irritation ordinaire ou *spécifique ;* son conduit peut être obstrué par un épaississement de sa structure interne. La plupart des maladies les plus sérieuses qui affligent l'humanité viennent souvent de ce que cet important organe n'a pas conservé son état de santé naturel. Nous remarquons que le revêtissement interne de l'urètre est formé de la continuation de la membrane muqueuse qui revêt la vessie, laquelle est d'une nature très-délicate ; un grand nombre de petits vaisseaux, si fins qu'ils ne sont visibles que quand ils sont injectés de sang, enveloppent cette partie.

Quand la partie antérieure de cet organe s'ouvre, elle sécrète un liquide muqueux particulier, comme le font aussi de très petites cellules ouvertes sur sa surface. Près de l'extrémité du pénis est une plus large cellule ou « *lacuna,* » ce qui est important à retenir, et plus bas s'en trouvent *deux autres,* qui, quoique moins grandes, sont cependant aussi importantes, car elles forment l'ouverture de conduits correspondant aux glandes sécrétoires, souvent atteintes, dans certains cas, de maladies.

Nous pouvons suivre la membrane muqueuse de l'urètre, qui se continue non-seulement dans toute la longueur du canal, mais qui forme toute la surface intérieure de la vessie, garnissant les uretères, ces canaux conduisant de la cavité aux reins, et, dans une autre partie, passant de l'urètre le long des conduits deferens et par les tubes convolutés des testicules ; nous la remarquons aussi formant la partie qui revêt intérieurement les *vesiculæ seminales,* ces réservoirs dans lesquels (préparé pour l'émission) le fluide séminal est versé par la sécrétion lente et continuelle des testicules.

Quelques parties du canal urinaire sont plus dilatables que d'autres. L'orifice est la partie la moins dilatable, et, comme il forme la partie la plus étroite du canal, si une bougie peut y passer, elle passera facilement dans la vessie, à moins qu'il n'existe quelque resserrement maladif. A trois quarts de pouce environ, au-dessous de l'orifice, le canal devient un peu plus large, et là se trouve la « *lacuna,* » qui fournit la plus grande partie de la sécrétion qui arrose sa partie interne ; le diamètre est le même dans une longueur de quatre pouces environ au-dessous. Nous arrivons alors à cette partie de l'urètre nommée par les anatomistes *partie membraneuse.* Ici, le canal devient beaucoup plus étroit par suite d'une bande circulaire qui l'environne, descendant d'un ligament transversal qui unit la structure molle avec le squelette osseux ; c'est la partie la plus exposée au rétrécissement. En s'avançant vers la vessie, l'urètre est entouré par la *glande prostate,* qui est d'un certain volume, d'une texture compacte et particulière, et qui, à un certain âge, est souvent exposée aux maladies ; comme son nom l'indique, elle est placée devant la vessie, environnant cette portion du canal urinaire qui la traverse, de telle sorte que l'urètre du mâle est l'issue naturel de trois fluides : la *semence,* la sécrétion de la *glande prostate* et l'urine, sans parler du mucus qui lubrifie l'intérieur du canal. La *semence* n'est jamais émise pure, mais mélangée du *fluide prostatique,* qui est plus clair et plus gélatineux.

Il me reste à décrire l'anatomie du testicule, afin que le lecteur puisse comprendre la nature de ses affections les plus remarquables.

La sécrétion du fluide est ainsi ordonnée par la nature pour la conservation de l'espèce. Les organes génitaux mâles, quoiqu'ils se développent rapidement de la quatorzième à la dix-huitième année, ne peuvent, en général, acquérir leur formation complète avant la vingtième, quelquefois même avant la trentième. Il est certain que le corps de l'homme n'est pas complètement développé avant vingt-cinq ans ; au-dessous de cet âge, le fluide spermatique est moins abondant, moins propre à la reproduction, et *les enfants qui en sont formés sont généralement délicats, maladifs, et viennent rarement à* MATURITÉ. *L'abus des sens, ou les habitudes cachées, avant l'âge de vingt-et-un ans, suivant nos lois et celles de la nature, retardent le développement des organes génitaux, du corps tout entier, et de sa force, nuisent à la constitution et abrègent la vie.*

Les testicules sont suspendus dans le *scrotum* ou *bourse ;* avant la naissance de l'enfant elles sont placées dans une toute autre partie, et leur nature et leur changement de situation a toujours arrêté la curiosité des physiologistes de tous les âges. Le passage naturel et remarquable des testicules, avant la naissance, des lombes vers l'aine, et ensuite à leur position propre, a lieu généralement vers le dernier mois de la grossesse de la femme ; je l'ai cependant vu retardé, et quelquefois cette descente des testicules n'a lieu que vers le moment où l'état viril approche. Je me rappelle avoir vu un cas où, par ignorance de ce fait anatomique, un médecin (!) envoya un jeune homme demander chez un bandagiste un double bandage pour se l'appliquer sur les aînes, pensant que les petits renflements qu'il y remarquait étaient l'effet des intestins, tandis qu'en fait, la nature, quelque peu tardive dans sa marche, était sur le point d'opérer, chez cet individu, la descente des testicules dans leur réservoir naturel; heureusement, dans cette circonstance, l'intelligent bandagiste reconnut la cause réelle de l'état du jeune homme; s'il en eût été autrement, il eût été estropié et impuissant toute sa vie, par suite de la pression du tampon du bandage sur cet organe si extraordinairement délicat.

Il est reconnu que les testicules peuvent ne pas descendre dans le scrotum, quoique complètement développés dans les lombes, et remplir parfaitement leurs fonctions. Je fus une fois consulté par un jeune homme qui n'avait qu'un testicule dans la position ordinaire; il me demanda s'il pouvait se marier; — il était parfaitement sain et robuste d'ailleurs; — je lui dis qu'il pouvait se marier, ce qu'il fit, et il devint père quelque temps après. Ainsi, l'absence d'un testicule, par suite de castration ou de maladie, n'empêche pas de pouvoir engendrer, pas plus que la perte d'un œil n'empêche de voir. Mais si les testicules sont l'un et l'autre malades, ou alternativement, par suite de chaude-pisses trop souvent répétées, ou par suite d'enflure et d'inflammation, les plus grands soins, les plus grandes précautions, doivent être prodigués pour que la puissance de sécrétion ne soit pas diminuée ou complètement détruite.

La plus légère réflexion sur la structure du testicule convaincra le lecteur qu'il est vraiment étonnant que l'enflure de cet organe ne désorganise pas plus souvent les tubes si délicats et si curieusement entremêlés qui le composent. Le testicule est de forme ovale et de la grosseur d'un œuf de pigeon, un peu aplati sur les côtés; il est suspendu dans le scrotum par le cordon spermatique, qui n'est autre chose que le canal excréteur conduisant du testicule au passage urinaire; il comprend l'artère, ou vaisseau à sang, destiné à alimenter de sang le testicule, quelques nerfs et des veines, qui constituent par leur rapprochement une espèce de corde molle parfois attaquée de maladie. Quant à la semence, elle est éliminée par les testicules et conduite jusque-là par les artères du cordon en se séparant du sang ; elle remonte d'abord par les canaux déférents, qui partent du point où elle se forme, et descend ensuite dans l'urètre ou passage urinaire.

Il est très-positivement reconnu que les parties les plus subtiles de la semence détendant les *vesiculæ seminales*, sont absorbées par la masse du sang, ce qui vient à l'appui de ce qui a été dit de la vitalité de la semence ; car, comment pourrait se faire l'union d'un fluide vivant et d'une excrétion inerte ? Le *residuum* gélatineux contenu dans ces cellules en devient plus âcre et stimulant, provoquant le désir, et quand la nature sollicite alors l'acte sexuel, on peut dire, comme l'observe Sanctorius : « L'usage modéré du coït est bon, *mais, quand l'imagination sollicite plus, toutes les facultés sont exposées à s'affaiblir, et principalement la mémoire.* » Ceci n'est pas difficile à expliquer. Quand les *vesiculæ seminales* sont remplies d'une sécrétion qui a perdu ses parties les plus fluides et acquis une certaine consistance qui ne lui permet pas de retourner dans le sang, nous pouvons être assurés que son évacuation ne peut débiliter le corps. Cette évacuation n'est pernicieuse que quand elle a lieu sans nécessité ; aussi, le masturbateur ne se nuit-il autant que parce qu'excitant l'organe extraordinairement, il provoque la perte de ce fluide subtil, dont nous avons parlé, lorsque les vésicules ne contiennent plus assez de parties consistantes.

Les vésicules perdent ainsi l'habitude de retenir la semence, deviennent extrêmement irritables, et, si l'homme se marie, le fluide produit par ses organes séminaux est improductif même avec la femme la plus saine.

Parmi les nombreuses maladies auxquelles le corps humain est exposé, aucune ne demande plus d'habileté et d'attention de la part du médecin que celle qui s'attaque aux organes générateurs et urinaires, dont les fonctions doivent se faire sans aucun accident pour le bien-être et la santé de l'individu. Tout ce qui peut les déranger est une cause de grave désordre et souvent une cause de mort.

Mes observations sur la structure de l'organe femelle seront très courtes, d'autant plus que les principes élémentaires s'appliquent également aux maladies des deux sexes. Par exemple, tout ce qui a rapport à la membrane muqueuse qui revêt l'urètre du mâle peut s'appliquer aux affections qui se remarquent chez la femme ; et, comme la construction des organes de sécrétion est identique dans les fonctions qu'ils exécutent, les maladies produisent des effets analogues et réclament des remèdes également analogues. Une énumération minutieuse et détaillée n'est donc pas nécessaire et nous conduirait à nous répéter.

La différence de caractère des deux sexes est très-marquée, et cette différence dans l'organisation physique et morale tient essentiellement à l'influence des organes de la génération sur la nature des individus. S'il est vrai que « Propter solum uterem mulier est, id quod est, » c'est-à-dire que si, en raison de sa conformation, la femme est ce qu'elle est, cela est également vrai de nous-mêmes. Ne savons-nous pas que la privation des organes sexuels du mâle retarde sa croissance, lui donne l'air efféminé et la voix enfantine?

Quelques physiologistes ont avancé que les organes de la génération chez les femmes sont plus compliqués que chez les hommes, et que, par cette raison, les causes d'*impuissance* et de stérilité sont plus nombreuses et moins apparentes. Il s'ensuit que, quand un mariage ne produit pas d'enfants, on suppose ordinairement, et souvent à tort, que l'impuissance existe chez la femme. Cependant, si nous examinons anatomiquement les organes de la génération de l'un et de l'autre sexe, nous trouvons qu'ils sont également compliqués, et qu'ils possèdent une organisation analogue dans ses parties aussi bien que semblable dans sa structure.

Nous pourrions dire, sans recourir à l'opinion d'Aristote, renouvelée de nos jours par quelques personnes, que la seule différence qui existe entre le système génital du mâle et celui de la femelle, est que l'un est placé extérieurement et l'autre intérieurement. Néanmoins, nous sommes loin de soutenir, malgré cette ressemblance, qu'il existe un parfaite similitude dans l'appareil génital des deux sexes; chacun d'eux remplit des fonctions parfaitement distinctes, quoique réciproquement essentielles dans l'acte de la reproduction.

Il est seulement utile de remarquer que les parties externes des organes femelles sont faites naturellement pour subir le contact, et, pour remplir ce but, aussi bien que pour d'autres usages importants, elles sont revêtues d'une délicate prolongation de la membrane muqueuse, précisément semblable, dans ses rapports pathologiques, à la membrane muqueuse qui revêt la partie intérieure de l'urètre chez le mâle. Il en résulte qu'elles sont exposées aux mêmes affections. C'est sur ces parties que l'inflammation de la gonorrhée exerce sa nuisible influence. Les vaisseaux enflammés se dégagent par une suppuration libre, et qui, étant sécrétée en certaine quantité, a une qualité âcre et contagieuse qui peut communiquer la maladie à la membrane muqueuse, qui est de la même nature chez le mâle que chez la femelle.

Deux conduits délicats sont réunis à la cavité de l'utérus et portent le nom de l'anatomiste qui, le premier, les a décrits, les *Trompes* de *Faloppe*. Ils sont étroits et tortueux, aboutissant par une extrémité à la matrice, et se terminant par une autre extrémité large, évasée, frangée dans son contour qui flotte dans la cavité du bassin, mais se redresse d'elle-même et s'applique à l'ovaire pendant le temps du coït. Ces ovaires sont composés d'une enveloppe dure, presque tendineuse, et d'une substance cellulaire très-dense et compacte, contenant dans chaque ovaire environ quinze ovules qui versent un fluide albumineux et jaunâtre, lequel se coagule comme un blanc d'œuf s'il est plongé dans l'eau bouillante.

L'analogie entre les ovaires de la femelle et les testicules du mâle est très-remarquable. Tenant à la matrice par un ligament, ils reçoivent les vaisseaux et les nerfs qui, dans l'homme, vont se rendre au testicule ; il a la même forme que ce dernier organe, quoiqu'il soit en général plus plat et moins volumineux.

Il semblerait qu'une simple goutte albumineuse et coagulable est tout ce que la femelle fournit dans l'œuvre de la conception, et il est probable que, suivant une certaine analogie avec le système végétal, à l'état adulte ces gouttes se forment les unes après les autres et forçant enfin leur passage, brisent leur enveloppe et passent dans les trompes de Falloppe pour être développées complètement ou éliminées avec les évacuations menstruelles. Le fluide appelé semence femelle, qu'on suppose contribuer à l'acte conjugal, n'est autre chose que la sécrétion muqueuse de la membrane qui revêt les organes génitaux tout-à-coup augmentée par l'irritation agréable de ces organes ; mais, naturellement, il ne contribue en rien à l'œuvre de la reproduction.

Les efforts et les recherches de l'homme pour découvrir le mystère de la conception ont été vains, mais non pas entièrement sans profit. Les organes génitaux des deux sexes ayant acquis un complet développement, sont excités par la sécrétion séminale dans l'homme, et le développement, ou peut-être la sécrétion du germe, ou œuf, dans l'ovaire de la femme ; cette excitation porte au rapprochement des deux sexes, par lequel leurs éléments réciproques sont mis en contact et donnent naissance à un nouvel être. Des études comparées sur la production des plantes et des animaux de toutes classes n'ont pu faire découvrir le système de la reproduction humaine. La vie et l'organisation ne sont ni inséparables, ni même identiques. Après des siècles de recherches, nous devons en demander l'explication au créateur de toutes choses; l'homme ignore encore comment sa vie commence et comment elle finit. Tout est mystère pour lui. Nous voyons l'instrument et pouvons peut-être en expliquer les ressorts; mais les cordes cachées qui produisent l'harmonie sont au-dessus de notre portée.

CHAPITRE III.

De la masturbation, ou onanisme, de la cause cachée de la faiblesse des organes sexuels, de l'impuissance, de la débilité générale, etc.

Les crimes d'HER et d'ONAN furent commis avec la pleine connaissance de leur odieux caractère. Le péché et la souffrance sont toujours inséparables ; les conséquences du péché sont souvent immédiates et d'une extrême gravité : telle est la volonté d'en haut. La créature que Dieu a douée de la raison et de l'intelligence est responsable envers lui de l'usage ou de l'abus qu'elle fait du pouvoir qu'il lui a donné. Her et Onan, outre qu'ils perdirent leur âme furent instantanément détruits (1). Ils osèrent braver et renverser les lois imposées à l'homme et leur crime provoqué par la présomption fut aussi impie que volontaire. Leur triste exemple a été laissé aux futures générations comme un terrible avertissement et une preuve de la grandeur, de la sainteté de la nature et de la vengeance céleste qui accompagne sa réprobation.

On a fréquemment avancé que l'habitude destructive qui forme notre sujet est essentiellement distincte du genre de crime que l'histoire sainte impute à Her et Onan, et que le terme d'onanisme qu'on lui applique ordinairement est incorrect. Un peu de réflexion nous fera voir que cette expression populaire est en rapport avec la vérité. Le but d'empêcher la procréation constitua le crime qui fit périr si misérablement Her et Onan ; ils furent condamnés à une mort éternelle pour n'avoir pas obéi au commandement de Dieu, qu'ils offensèrent en voulant transgresser à ses ordres qu'Adam avait reçus pour les transmettre à sa postérité. Quelle différence peut-il donc exister en fait entre leur crime et celui de la victime secrète de la masturbation ? L'impuissance complète n'est-elle pas le résultat de ses habitudes ? Le but du mariage n'est-il pas dé-

---

(1) Onan, voyant la femme de son frère aîné, et sachant que les enfants qui naîtraient d'elle ne seraient pas à lui, empêchait par une action exécrable qu'elle ne devint mère, de peur que ses enfants ne portassent le nom de son frère.

C'est pourquoi le Seigneur le frappa de mort, parce qu'il faisait une chose détestable. (Genèse, ch. 30, versets 9 et 10.)

truit, et plus encore, n'est-ce pas une destruction immédiate des victimes elles-mêmes, qui abrègent leur existence ? Ne creusent-elles pas elles-mêmes leur propre tombe pour se précipiter au-devant de la mort. J'ai la confiance de pouvoir clairement établir cette vérité importante à mettre au jour, indiquer les rapports immédiats des causes et des effets, les terribles conséquences qui résultent de l'excitation des organes génitaux et de la perte de la liqueur séminale.

La masturbation est cette détestable habitude par laquelle les individus des deux sexes ruinent secrètement leur corps quand, cédant à des pensées lascives, *ils tentent de se procurer à eux-mêmes ces sensations que la nature à réservées au commerce des deux sexes.* Elle paraît être une de ces impures habitudes qui a vécu autant que le monde. Ce fut le vice particulier de Rome payenne. Des temples furent érigés à Vénus Fricatrix (1), où les pratiques les plus obscènes, dont la masturbation faisait partie, étaient publiquement suivies. La *Friga*, ou la Vénus des rudes Scandinaves était honorée de la même manière, et c'est de cette source aussi curieuse que révoltante qu'est tiré le nom de « Friga-daeg (2), » du sixième jour de la semaine.

Malheureusement on a reconnu que cette habitude a été de tout temps celle de toutes les formes de société, sauvages ou civilisées, et les révélations des anciens moralistes peuvent s'appliquer aux temps modernes. Ils sont tous unanimes pour exprimer leur horreur de cette abominable pratique, *le plus monstrueux des crimes, le plus contre nature, le plus révoltant, et pour reconnaître ses conséquences destructives, qui tuent l'affection conjugale, pervertissent le moral et éteignent l'espoir de la postérité.* « Croissez et multipliez, » dit l'Ecriture. « Plantez des arbres et recueillez-en des fruits, » est l'apophtegme du mage. La perpétuité de l'espèce étant l'une des premières volontés du Créateur, tous les êtres vivants sont physiquement et spirituellement doués pour accomplir cette fin.

De quel encouragement pour la vertu (dit un ancien auteur) n'est pas la vue d'un homme à l'âge de 80 ans avec une femme du même âge, l'un et l'autre jouissant encore d'une forte et saine constitution, ayant toute la perfection de leurs sens, des membres actifs, un joyeux ca-

(1) Du verbe latin *fricare,* frotter, frictionner.
(2) *Friday,* vendredi.

ractère, comptant une nombreuse famille arrivée peut-être à la troisième ou quatrième génération et devant tous ces biens à la TEMPÉRANCE et à la CONTINENCE ; tandis que si nous jetons nos regards sur les êtres *licencieux* qui s'à-donnent à *la masturbation*, nous les verrons *maigres, hâves, pâles, faibles, les membres décharnés, leurs facul-tés mentales affaiblies, sinon détruites* au printemps de la vie, *en butte au mépris des autres et à leurs propres tourments*.

Qu'on ne croie pas que les réflexions auxquelles on peut se livrer sur les pernicieux effets du vice *solitaire*, soient capables de créer les habitudes que nous condamnons. Ce serait un raisonnement artificieux et trompeur. Gay, le fabuliste, rapporte il est vrai, qu'un jeune coq ayant été prévenu par la sollicitude de ses parents du danger de s'approcher de l'ouverture d'un puits, sa curiosité en avait été excitée et il en franchit le bord se précipitant au fond pour y combattre l'ennemi imaginaire qu'il croyait voir dans le miroir de l'eau, il s'écria alors à sa dernière minute.

> « I ne'er had been in this condition,
> But for my mother's prohibition. »

La perversion individuelle n'est pas un argument contre la nécessité de connaître la vérité. Il y a des êtres assez dépravés pour chercher dans les pages des Saintes-Ecri-tures ces exemples de la fragilité humaine qui y ont été tracés pour indiquer la présence de l'œil de Dieu à l'heure de la tentation ; cependant ceci ne peut pas être un argu-ment contre la sainteté et l'autorité des Écritures. Il suffit de répondre à ceux qui auraient l'effronterie de prétendre que de semblables lectures ne peuvent que contribuer à engendrer de mauvaises habitudes, que les choses les plus pures et les meilleures sont ainsi profanées par ceux qui ont eu l'imagination corrompue. Pour ceux-là il n'y a rien de pur ; ils souillent tout ce qu'ils touchent.

Le désir de l'auteur est que son livre puisse devenir fa-milier à tous ceux qui dirigent les écoles et les collèges, au clergé, aux parents et aux surveillants, enfin à tous ceux aux-quels est confié l'éducation de la jeunesse. Il leur sera utile en les conduisant à découvrir les habitudes cachées de ceux qu'ils sont chargés de surveiller et en les engageant à pren-dre de sages précautions pour les prévenir ou en arrêter les suites. Il y a peu de gens parmi ceux qui se sont consacrés exclusivement au traitement des maladies sexuelles qui ne soient profondément convaincus de la généralité du vice de la masturbation. Les simples médecins eux-mêmes en doutent-ils ? Le nient-ils ? Eux qui de tous les hommes sont les moins capables de s'en faire une idée et qui sont les derniers auxquels on confierait le secret de semblables habitudes. Le médecin de famille peut être en possession de *secrets de famille*, il peut connaître les penchants héréditaires de toute une famille, mais c'est toute autre chose que de connaître les *secrets individuels* ou de recevoir la confession qui ne serait faite *ni à un père, ni à une mère, ni à un frère, ni à une sœur*. Le médecin ordinaire de la famille, qui n'est jamais consulté dans ce cas, et avec raison, est aussi ignorant de l'étendue de ces pernicieuses habitudes, que du mode de traitement qu'elles réclament. Je suis convaincu qu'en éveillant et appelant l'attention sur les maux qui en résultent, j'emploie le moyen le plus efficace ; mettant ainsi à nu les effrayants résultats de la masturbation, je tiens le phare qui sauvera du naufrage plus d'une noble nature qui aurait pu se perdre et se briser sur les dangereux écueils du vice. Un déréglement d'un instant peut entraîner la perte de certaines facultés, peut produire un état de folie temporaire, mais celui qui se fait l'esclave d'un vicieux penchant opère sur lui-même un *suicide volontaire ;* et sera-t-il dit que c'est à tort qu'on lève le voile du mystère pour montrer les horreurs du gouffre où se précipite l'infortunée créature qui s'avance vers le bord et va anéantir si tristement son existence ?

> « If there's an hereafter
> (And that there is, conscience, uninfluenced
> And suffered to speak out, tells every man) ;
> Then it must be an awful thing to die :
> More horrid yet to die *by one's own hand.*
> *Self-murder !* name it not :
> Shall nature, swerving fromher earliest dictate,
> *Self-preservation, fall by her own act ?*
> Forbid it, heaven ! »

Il n'existe pas sur la terre un être plus réellement misérable que l'esclave d'un libertinage sans frein. Son imagination en feu brûle d'une flamme impure et contre nature. Ses organes accablés se refusent à obéir à cette dépravation qui veille sans cesse et l'aiguillonne la nuit dans ses rêves et le jour dans ses pensées. *Il est tourmenté de désirs qu'il ne peut jamais satisfaire,* il est trompé dans tous les efforts qu'il fait pour goûter les douces joies accordées seulement à une vertueuse modération. Comme Tantale, la soif le consume sans qu'il éprouve même l'anxieux espoir que sa bouche s'approchera de la coupe. Ne laissons pas le jeune homme inconsidéré qui s'est égaré un moment sans s'apercevoir des effets de son égarement et qui ne pense pas qu'ils soient la conséquence de ses nouvelles habitudes, ne le laissons pas s'imaginer que cette vivacité de la jeunesse ne saurait l'abandonner si, présumant trop de sa vigueur, il continuait à en épuiser la source. Je n'exagère pas les misères du sensualisme : ses résultats sont aussi affreux qu'inévitables.

> « Though death exult and clap his raven wings,
> Yet reigns he not in wars so absolute.
> So merciless, as in yon frantic scenes
> Of midnight revel and tumultuous mirth,
> Where, in the intoxicating draught concealed,
> Or couched beneath the glance of lawless love,
> He snares the simple youth, who, nought suspecting.
> Means to be bless'd but finds himself undone. »

La masturbation est le plus sûr, sinon le plus direct acheminement vers la mort. Elle donne une mort lente et si l'on voulait user de ce moyen comme raffinement de cruauté, assurément il remplirait le but ; car l'homme agit ainsi volontairement contre lui-même, non seulement sur son existence présente, mais il compromet son repos éternel ; il ne s'arrache pas tout d'un coup, mais lentement, aux douceurs de la vie, de la famille, et de *sa propre main* il se verse le fatal poison qui rend amer chaque jour de sa vie.

Il est nécessaire de faire connaître quelques-unes des conséquences les plus directes de la masturbation. C'est surtout chez les jeunes gens des deux sexes que ses ravages sont le plus remarquable ; *la mort la plupart du temps enlève en silence ceux qui persistent dans cette habitude dans l'âge viril.* Combien n'est-il pas déplorable de reconnaître que ceci constitue un vice qui souille et affaiblit la jeunesse, ruine l'homme jusque dans sa postérité qui croît chétive, faible et maladive. Soit par les excès de la masturbation ou du commerce entre les deux sexes, la dépense abusive du fluide vital mène au tombeau un grand nombre de gens à l'âge où l'homme commence seulement à développer ses forces. Je puis citer l'exemple d'un noble gentilhomme, qui a depuis longtemps passé la limite de l'âge ordinaire et est devenu dernièrement le père d'un enfant plein de santé. Dans les exemples de cette espèce on doit voir des habitudes de tempérance prises de bonne heure et une sage économie des sens. Les jeunes gens d'aujourd'hui agissent comme s'ils avaient hâte de se défaire de leur chasteté, ils croient voir quelque chose de mâle dans leurs exploits, non dans le champ de Mars, mais sous la tente moelleuse de Vénus. Longtemps avant que leur corps soit formé, ils commencent à dissiper les richesses destinées à donner la vie à de nouvelles créatures; les conséquences ne se font pas attendre, — ils ne sentent plus que misère et douleur, et ils ont perdu pour toujours ce stimulant qui charme la vie. Combien de malades de ce genre ne voient pas ceux qui se consacrent à la mission de leur venir en aide ! Ils ont l'air morne, l'œil pâle, une expression de physionomie impossible à décrire, qui semble exprimer l'inutile sympathie des amis ignorant la cause de leur mal, et *qu'il faut attribuer à cette abominable et dominante passion de la masturbation*. On peut se former une idée de cette perte et du soin que la nature nous impose de nous en préserver, en observant les conséquences qui résultent des émissions trop fréquentes, volontaires ou abusives.

Les médecins de toutes les époques se sont accordés sur ce point *que la perte d'une once du fluide séminal affaiblit davantage le système que celle de quarante onces de sang*.

Hippocrate observa que « *la semence de l'homme* est formée de toutes les humeurs de son corps *et en est la partie la plus précieuse.* » Quand une personne perd sa semence, » dit-il ailleurs, « elle perd l'*esprit vital ;* aussi n'est-il pas étonnant que sa trop fréquente émission énerve, car le corps est ainsi privé de son *humeur la plus pure.* » Un autre auteur remarque que « la semence est conservée dans les vaisseaux séminaux jusqu'à ce que l'homme en fasse un usage convenable, ou que les émissions nocturnes l'en délivrent. » Pendant tout le temps qu'il la conserve elle l'excite à la volupté ; mais la plus grande partie de cette semence, qui est la plus volatile (et d'une odeur prononcée) aussi bien que la plus précieuse, est absorbée par le sang et produit dans ce retour des changements surprenants. Elle fait croître la barbe, les cheveux, les ongles, change la voix et l'extérieur ; l'âge seulement ne produit pas ces changements dans les individus, *c'est la semence qui opère de cette manière ;* ils ne sont pas remarqués chez les eunuques ou ceux qui ont été privés des testicules. Peut-on avoir une preuve plus grande de sa puissance vitale que ce fait, qu'*une simple goutte est suffisante* (dans la circonstance convenable) *pour donner naissance à un être nouveau.* Ceux donc qui dépensent inconsidérément ce fluide sont réellement fous ; incapables de rendre aucun service à eux-mêmes ou aux autres, ils vivent complètement inutiles, se fatiguant d'eux-mêmes dans le sein de cette société, qui loin de les prendre en pitié les mépriserait si elle connaissait la cause de leurs souffrances.

Le moraliste et le législateur en récapitulant les causes de la misère, de la perversité et du crime, doivent tenir un compte important de ces habitudes qui sont aussi nuisibles au moral qu'au physique.

La dépense trop fréquente du fluide séminal dans le commerce naturel avec la femme a de graves conséquences, mais celles qui résultent de la masturbation sont d'une nature impossible à décrire. Toutes les facultés intellectuelles se perdent, l'homme devient lâche, tremble sans cesse à l'idée de dangers imaginaires ; il est timide comme une femme, a des vapeurs, soupire, pleure pour la plus légère cause, pour la moindre preuve d'indifférence à l'égard de ses souffrances hypocondriaques ; il entre dans la virilité en faisant abus des facultés les plus secrètes et les plus sacrées de la nature, et cela à l'époque où le système n'est encore qu'incomplètement formé, où l'ardeur de la passion a le plus besoin du frein que doit lui imposer la raison.

Nous remarquons dans les divers caractères que présente cet état d'excitation particulière, et surtout dans l'imagination malade du malheureux qui en est victime, un ensemble d'insensibilité morbide, d'égarement d'esprit et d'indécision de caractère que ne peut comprendre celui qui n'en connaît pas la cause. L'humeur, l'amour propre exagéré, l'égoïsme qui réclame pour soi l'attention constante de chacun, tels sont souvent les apparences d'un esprit qu'une basse passion a secrètement abaissé et formé de la sorte ; un malaise constant, le mécontentement de soi, une langueur continuelle, des accès de joie qui naissent et disparaissent sans cause, comme ceux des enfants, sont ordinairement les symptômes qui accompagnent la masturbation.

Absence de sommeil, impossibilité de goûter un repos calme, à moins d'être fatigué à l'excès, veilles après minuit, état de lassitude en se réveillant, rêves effrayants ou lascifs, telle est l'histoire des nuits. Les jours se passent avec monotonie et tristesse ; la paresseuse victime du vice *solitaire* a besoin de beaucoup de sommeil pour réparer ses pertes et recouvrer quelqu'énergie des sens. Abandonnée à elle-même on la trouve souvent couchée sur son lit qu'elle n'éprouve pas de plaisir à quitter, et respirant l'air impur, suffoquant de sa chambre. Ses heures de veilles livrent son cerveau en proie à des vertiges confus, ses regards trahissent l'*insanité* de son esprit, son sourcil est contracté et l'on remarque dans son expression de physionomie que quelqu'idée, quelque pensée vagabonde remue son imagination. Mangeant avidement, quelquefois avec voracité (car la perte séminale ne peut autrement se réparer) il arrive qu'à la fin les fonctions digestives perdent leur énergie ; il s'en suit alors une FIÈVRE LENTE qui amaigrit promptement l'individu. Cet état est généralement précédé par un changement dans les teintes de la peau qui prend une couleur pâle, violacée, que l'observateur peut surtout remarquer autour des yeux ; des boutons sortent sur toute la face et défient tous les remèdes employés ordinairement pour les faire disparaître, le corps affaibli ne peut plus supporter le plus petit effort, une course d'un instant comme la jeunesse aime à en faire rend aussitôt haletant et défaillant, le système musculaire étant étrangement amolli. Les bras et les cuisses perdent de leur fermeté, le corps s'incline, les épaules se jettent en avant, le pas, de ferme, léger, élastique qu'il était, devient lourd, traînant et l'on peut quelquefois s'apercevoir que la canne portée par élégance est souvent un objet d'utilité.

Tout le feu et la vivacité de l'esprit se perdent par l'effet de ce détestable vice : l'homme ressemble alors à une fleur qui se fane, à un arbre arrêté dans sa floraison, à un squelette vivant ; il ne lui reste rien que débilité, langueur, pâleur livide, un corps flétri et un esprit dégradé. Un jeune homme doué par la nature de génie et de talent, devient sombre et complètement stupide ; l'esprit perd le goût des idées de vertu, la sainteté de la religion, la pureté qu'elle commande lui sont antipathiques. Toute la vie devient une suite de reproches secrets et de pénibles accusations contre lui-même de la part de celui qui se sent l'auteur de ses maux, de sa tristesse, de son dégoût de la vie, qui le pousse assez souvent au suicide. Qu'est-ce en effet que l'excès du Sensualisme si non une mort lente ? Et si nous pouvions lever la pierre du tombeau combien ne serions-nous pas effrayés en voyant la longue série de ses victimes !

Un gentilhomme de grande famille et paraissant jouir

de tous les biens qui peuvent rendre heureux en ce monde, fut trouvé mort dans son lit au moment où on s'y attendait le moins ; un pistolet qu'il serrait dans sa main avait mis fin à ses jours, et personne n'aurait connu le motif de sa mort, qui aurait été classée dans les « *temporary insanity* » des journaux, s'il n'avait laissé un morceau de papier contenant ces quelques mots : « Je suis impuissant et inutile en ce monde. » Je suis convaincu, par expérience, que bien des suicides ont des causes analogues. La *débilité des organes de la génération* est plus fréquente qu'on ne le suppose ; elle est très souvent le résultat des excès sensuels, et les souffrances morales dont elle est la cause sont des plus insupportables. Quelle est la douleur physique qui peut égaler la souffrance de l'âme? « Qui peut supporter les blessures de l'esprit? » Et ces blessures ne sont-elles pas d'autant plus affreuses qu'on doit s'accuser soi-même de se les être faites?

Il y a dans ces sortes d'affections une extrême sensibilité aux impressions extérieures. Le plus léger changement de temps affecte le sensualiste d'une manière extraordinaire ; il ne peut comprendre l'exactitude de cette observation, que notre climat est tempéré pour chacun de nous ; la chaleur de l'été l'incommode et le froid le rend sombre et malheureux. Ces personnes sont très-exposées aux affections catarrhales ; elles s'enrhument très-facilement, leur corps recevant les impressions de l'atmosphère comme le plus parfait baromètre.

Nous remarquons que chez elles, les membranes muqueuses des narines et des yeux sont extrêmement irritables ; des accès d'éternuement violents les prennent lorsqu'elles entrent dans un lit froid ou lorsqu'elles s'approchent d'une lumière vive ; les paupières sont brûlantes et irritées pendant la nuit, et l'on peut remarquer leur clignement continuel; des douleurs plus aiguës se font encore sentir à la tête, dans les membres; mais plus ordinairement à l'estomac, indice de cette espèce d'indigestion résultant de l'affaiblissement de l'énergie des sens. Beaucoup de maladies, qu'on appelle à tort rhumatismales, découlent de l'habitude du sensualisme.

Les organes de la génération participent aux misères de ces affections locales. *Il est un fait singulier, c'est que l'habitude de la masturbation a pour conséquence inévitable une diminution dans la grosseur du pénis.* L'auteur a eu fréquemment l'occasion de le remarquer. Je parlerai plus **loin des émissions nocturnes,** de la faiblesse séminale, de la maladie des testicules et de la blennorrhée, comme conséquences de la masturbation. *La diminution de la grosseur du pénis est un des premiers et des plus visibles effets de ce détestable vice.* Le membre viril devient moins de moitié de ce qu'il était et perd la faculté de se trouver en complète érection. Ceci ne semblera pas étonnant, si nous comparons la différence qui existe entre l'acte naturel du sexe et la vile habitude de la masturbation ; car, dans ce dernier cas, si les vésicules séminales ne sont pas suffisamment excitées par le stimulant naturel pour provoquer l'érection, elle a lieu par l'effet de la friction, qui occasionne un degré d'irritation extraordinaire que ne pourrait produire l'acte du coït.

Il s'en suit divers maux. Les testicules sont provoqués à une sécrétion prompte et violente, les canaux excréteurs fournissent une semence stérile, claire, et les nerfs du pénis sont alors susceptibles d'éprouver une sorte de titillation agréable, sans que pour cela il soit à l'état d'érection complète et naturelle ; d'où il arrive que le masturbateur, quand il veut accomplir l'acte du coït, ne peut plus obtenir la vigueur d'érection nécessaire, ou, s'il l'obtient assez pour pouvoir entrer dans le *vagin, il s'en suit une émission immédiate.*

J'entre dans ces détails pour prouver, si cela est réellement nécessaire, que ce que j'ai dit sur les conséquences de la masturbation n'est pas imaginaire, et qu'elles sont susceptibles d'être rationnellement expliquées. La raison pour laquelle les masturbateurs sont plus débilités que ceux qui abusent des plaisirs naturels tient à ce que, indépendamment de la perte de la semence, la fréquence des érections (quelqu'incomplètes qu'elles soient) les fatigue et les affaiblit considérablement. Chaque partie, lorsqu'elle est dans un état de tension, épuise la force, et ils n'en ont pas à perdre ; cette force se trouve chez eux concentrée vers un point et dissipée, dès lors, ils s'affaiblissent, et ne la retrouvent pas lorsqu'elle leur est nécessaire pour remplir les autres fonctions du corps. Le concours de ces causes a les conséquences les plus dangereuses. Nous pouvons remarquer encore une autre différence entre ceux qui se livrent au vice *solitaire* et ceux qui cherchent le plaisir dans le commerce naturel ; elle n'est pas à l'avantage du premier. Ce bonheur qu'on éprouve dans un plaisir commun, cette joie qui aide aux fonctions de la vie, à la digestion, à la circulation, qui répare les forces et les soutient, l'homme qui s'abandonne au vice de la masturbation ne la connaît pas : lorsqu'elle est unie aux plaisirs de l'amour, elle contribue à réparer les forces qu'ils enlèvent, et l'observation le prouve. Sanctorius remarque qu'après un excès avec une femme qu'il aime, l'homme n'éprouve pas cette lassitude qui devrait s'en suivre, parce que le bonheur que ressent son âme augmente la force du cœur, favorise les fonctions et répare ce qui a été perdu. D'après cette idée, Venette dit que les rapports avec une belle femme ne fatiguent pas autant que ceux que l'on a avec une femme laide ; la beauté a des charmes qui dilatent le cœur et augmentent sa vigueur. Quand nous agissons contre le vœu de la nature, le crime est plus grand que quand nous abusons des jouissances naturelles, et l'on ne peut mettre en doute que la nature a mis plus de bonheur dans ces jouissances que dans celles qui sont contraires à ses lois ; dans le premier cas, la perte est en partie compensée; dans le second, il n'y a rien qui la contrebalance. Ce sont là quelques-uns des effets IMMÉDIATS les plus marquants de la masturbation. De ce que ses conséquences fâcheuses ne sont pas immédiatement ressenties, il ne s'en suit pas qu'elles ne le seront pas, et je n'hésite pas à dire que leur malfaisante influence est l'origine de plus d'un funeste vice. La nature et le moral, les sentiments honnêtes sont arrêtés dans leur progrès, et l'homme tombe, de dégradations en dégradations, dans la pusillanimité et l'oubli de sa supériorité sur tous les êtres de la nature. Combien n'est-il pas déchu de cette mâle noblesse, l'apanage de l'homme, celui qui s'est livré à ces déplorables excès qui en font un être méprisable! De cette joyeuse gaîté de la jeunesse, de cette puissance de facultés qui en faisait un homme, que lui reste-t-il? Il est devenu un objet de compassion pour ceux qui ignorent la cause de son état misérable, et un objet de mépris pour ceux qui lisent sur ses traits sa dégradation, quelqu'effort qu'il fasse pour se relever dans leur estime. Où peut-il fuir la peste qui est en lui, l'esprit du mal qui l'accompagne la nuit comme le jour? Les calmes et doux plaisirs de l'étude sont devenus sans charmes pour lui; s'il lit, ce sont les productions licencieuses des vieux auteurs dramatiques ou le récit des débauches du règne de Charles II, qui stimulent son imagination; il quitte ces livres pour reprendre ceux qui traitent des sujets de volupté, ceux qui contiennent de ces obscénités qu'une ignoble industrie se charge de produire. Forcé de se considérer lui-même, réduit à l'état d'un spectre, l'ombre de son individu physique et intellectuel, il est heureux pour lui que *sa mémoire perdue* ne lui permette pas de se retracer son état primitif et de conserver les révoltantes pensées que ses lectures lui ont suggérées. Quel chagrin ne doit pas éprouver le malheureux lorsqu'il a sous les yeux le tableau joyeux de la famille, lorsqu'il voit la tendresse d'un père qui caresse ses enfants? Que reste-t-il au monde pour lui? Laissons le lecteur se le demander.

Je parlerai plus au long des maladies particulières que le sensualisme engendre. Un savant auteur en a distingué six principales, qui résultent de la masturbation, et je reconnais, par expérience, l'exactitude de sa classification. Il dit :

« 1° Toutes les facultés intellectuelles sont affaiblies, la perte de la mémoire s'en suit, les idées sont troublées, les malades tombent quelquefois dans une espèce de folie ; ils éprouvent une inquiétude constante, une angoisse continuelle et un remords si poignant que fréquemment ils versent des larmes ; ils sont sujets aux vertiges ; tous leurs sens, mais particulièrement la vue et l'ouïe, sont affaiblis ; leur sommeil, quand ils peuvent dormir, est troublé par des rêves affreux.

« 2° La force du corps diminue ; la croissance, chez ceux qui s'abandonnent de trop bonne heure à cette abominable habitude, est en grande partie interrompue. Quelques-uns ne peuvent pas dormir du tout, d'autres sont dans un état de somnolence continuel. Ils sont affectés de douleurs hypocondriaques ou hystériques, et sont exposés à tous les accidents qui en résultent : mélancolie, besoin de soupirer, de pleurer, palpitations, étouffements, défaillances. Quelques-uns ont une salive calcaire ; les autres sont châtiés par le rhume, les fièvres lentes et la phthisie.

« 3° Les douleurs les plus aiguës attendent les malades ; les uns souffrent de la tête, d'autres de la poitrine, de l'estomac, des intestins, et ressentent un engourdissement douloureux dans toutes les parties lorsqu'elles sont légèrement pressées.

« 4° Non-seulement la face se couvre de boutons (ce qui est le plus ordinaire), mais des pustules suppuratives se forment sur le nez, la poitrine et les cuisses, accompagnées de démangeaisons douloureuses. Un malade a eu jusqu'à des excroissances de chair sur le front.

« 5° Les organes de la génération prennent leur part des souffrances du corps, dont ils sont la cause première. *Beaucoup de malades sont incapables d'érection, d'autres*

émettent la semence par l'effet du plus léger chatouille-
ment ou de la plus faible érection, et même des efforts
qu'ils font étant à la selle. Beaucoup ont une gonorrhée
constante, qui leur ôte les forces et leur fait jeter par le
canal une matière, ou mucus, fétide. D'autres sont tour-
mentés de *Riapisme, Dysurie, Strangurie,* échauffement
de l'urine, difficulté de l'expulser, qui fait beaucoup souffrir certains malades. Quelques-uns ont des tumeurs sur
les testicules, le pénis, la vessie et le cordon spermatique.
Enfin, l'impossibilité d'accomplir l'acte du coït, ou l'épuisement de la liqueur génitale, rendent imbécile celui qui
pendant un certain temps s'est abandonné à la masturbation.

« 6° Les fonctions des intestins sont dérangées; certains
malades se plaignent de constipations opiniâtres, d'autres
d'hémorroïdes, et rendent une matière fétide par le fondement. »

Telles sont les souffrances qui se lient étroitement aux
pernicieuses jouissances du sensualiste, et qui contrastent
avec ces vives et agréables émotions que les caresses naturelles entre les deux sexes offrent comme contre-poids
de la fatigue tempérée et rationnelle qu'elles occasionnent.

Mon objet est de démontrer que *l'habitude de la mas-*
turbation est beaucoup plus dangereuse que les excès
commis avec les femmes.

Ceci paraîtra évident après les considérations qui suivent. Un médecin bien connu a écrit cet axiôme : « Quand
les besoins du système le réclament impérieusement, l'acte
sexuel est utile ; mais, quand il est sollicité par l'imagination malade, il affaiblit les facultés ; la perte du fluide séminal n'ayant pas lieu ainsi seulement quand elle est salutaire et se répétant trop fréquemment pour que les
forces de la constitution puissent la supporter. » La perte
de la liqueur séminale devrait toujours être proportionnée
aux besoins de l'économie animale et à sa capacité répara-
trice, qui varie considérablement chez les individus. Il
arrive malheureusement que, chez ceux qui s'adonnent à
l'habitude de la masturbation, les organes génitaux acquièrent un état d'*irritation morbide,* qui les stimule sans
cesse et les pousse constamment à renouveler leurs jouissances. Je dis donc que le pouvoir réparateur varie, et ceci
est en grande partie réglé par les habitudes des individus.
Une occupation constante du corps et de l'esprit en soustrait beaucoup aux maux qui résultent de la sensualité ;
mais il arrive que la plupart de ceux qui mènent une vie

sédentaire ne leur échappent pas ; leur imagination (lorsqu'elle n'est pas employée activement) se berce d'images et d'idées qui les poussent à des désirs qu'ils satisfont d'une manière brutale.

Les rabbins juifs, dans leur sollicitude pour préserver leur nation, et pour empêcher la perte de la force et de la vigueur, ordonnèrent qu'un paysan ne devrait accomplir l'acte sexuel qu'une fois la semaine, un marchand une fois par mois, un marin deux fois tous les ans, et l'homme d'étude une fois seulement en deux années. Quelqu'impraticable que cela puisse être, le principe en est juste, et ce que nous devons en inférer, c'est que, si l'acte naturel est susceptible de commander une sage mesure dans l'usage qu'on peut en faire, suivant les circonstances physiques dans lesquelles nous nous trouvons placés, quelle ne doit pas être la destruction de force, d'énergie physique et morale, que l'habitude de la masturbation doit produire ?

Épicure et Démocrite étaient presque de la même opinion que Zénon et Athleta, et, afin que leur force demeurât intacte, ils ne se marièrent pas. Ceci est un extrême ; mais cela prouve combien, à toutes les époques, la perte du fluide séminal a toujours été considérée comme une diminution de la force vitale. Ainsi, Moïse la défendait avant une bataille. Si nous descendons plus bas dans les divers degrés de l'organisation du monde, nous remarquerons que beaucoup de plantes meurent aussitôt qu'elles ont fleuri ; que les cerfs et les poissons sont amaigris après la saison pendant laquelle ils se rassemblent ; tandis que les plantes dont on a prévenu la germination deviennent, d'annuelles, biennales, ce qui double ainsi le temps de leur existence, et celles qui fleurissent et meurent après une période de deux années, peuvent durer ainsi jusqu'à trois et quatre années.

Un autre motif pour lequel cette habitude doit être considérée comme destructive, c'est qu'elle attaque l'organisation morale de l'homme ; elle n'a pas plutôt pris son empire sur lui qu'elle domine toutes ses passions, le poursuit partout et dans les occasions les plus graves, pendant même ses actes de piété, elle lui souffle toujours des désirs, des images lascives, qui subjuguent toutes ses pensées. Je me rappelle un homme qui m'a avoué ne pouvoir jamais converser avec une femme quelques minutes sans chercher quelque lieu secret *pour donner cours à son détestable penchant ;* il s'imaginait alors qu'il la possédait. Peut-il y avoir une condition plus dégradante ? Le masturbateur est exposé à tout le désordre d'esprit qui vient d'une seule idée sur laquelle toute l'énergie se concentre ; il éprouve cette espèce de dérangement du cerveau qui place l'homme au-dessous de la brute, et mérite le mépris plutôt que la pitié de ses semblables. Il ne ressent pas cette émotion d'un plaisir naturel, qui répare en quelque manière ; cette douce sensation que les amants éprouvent dans leurs embrassements n'existe que dans son imagination ; car on ne peut mettre en doute *que la nature a placé plus de bonheur dans les jouissances naturelles que dans celles qui sont contraires et répugnent à notre organisation.* Le plaisir que le cœur ressent et que l'on doit distinguer avec soin de celui que donnent les voluptés purement sensuelles, ce plaisir qu'une prostituée même peut inspirer, accélère la circulation, les fonctions, aide à la digestion, répare les forces et les soutient ; c'est là ce qui donne au *mariage* ce bonheur sacré que l'amour inspire et que Dieu approuve. Le sensualiste affecte de le mépriser, car son état de dégradation ne lui permet pas de le comprendre et de le goûter, et il se moque de ce qu'il ne peut connaître.

Je m'efforcerai d'étendre davantage mes observations sur les conséquences qui résultent du sensualisme. Les excès avec les femmes (en supposant qu'on échappe à la contagion des maladies) produisent les mêmes effets que la masturbation ; mais, il est un fait certain, c'est qu'il est physiquement impossible qu'ils épuisent aussi violemment et aussi fréquemment les vaisseaux séminaux, et le mal est nécessairement plus limité. Il faut ajouter que la masturbation est une habitude plus générale, et qu'elle existe surtout chez les jeunes gens à un âge où il est important de conserver les forces vitales qui se développent. Ceux qui sont impuissants par suite d'excès vénériens sont, la plupart du temps, des gens ayant commis toute espèce de débauche et dont la constitution est détruite par des années d'inconduite ; ceux-là ne sont pas incurables. Le plus grand mal, celui que ceux qui doivent surveiller la jeunesse ont à combattre, est le sensualisme, qui fait périr tant de jeunes filles et de jeunes garçons, ignorants des cruels effets qu'il entraîne, et qui ôte le pouvoir d'engendrer à tant de maris ou de femmes qui déplorent plus tard leur impuissance.

Les organes des sens sont exposés à se perdre par l'effet de la masturbation : ainsi, les nerfs de la vue, de l'ouïe, ceux qui sont distribués vers le cœur, l'estomac, les poumons, et qui prennent naissance à la partie du cerveau qui touche le cervelet, ou cette partie de la pulpe nerveuse qui préside particulièrement aux fonctions des organes génitaux. On conçoit qu'il est naturel de s'attendre à une irritation sympathique des racines des nerfs, qui, par une opération réfléchie, agissent sur les organes des sens. Un affaiblissement ou *une perte totale de la vue,* qui tient à la paralysie ou à l'état malade de la rétine ou nerf optique, est très fréquente et souvent le premier symptôme de l'affaiblissement du cerveau à la suite d'une excitation contre nature des organes génitaux. Cette affection précède habituellement d'autres affections; elle peut survenir tout-à-coup et présenter le caractère de la cécité complète, ou elle peut survenir en quelques jours ou en quelques semaines, ou enfin arriver graduellement et laisser s'écouler un temps assez long avant d'atteindre un degré de cécité absolue. Suivant Ritcher, l'une des autorités les plus éminentes en médecine, *aucune cause ordinaire n'a autant d'action sur l'organe de la vue et n'occasionne la cécité complète aussi souvent et aussi.promptement que les abus précoces des plaisirs vénériens.*

L'opinion de M. Lawrence, un des membres du conseil de l'Ecole de médecine et médecin de l'hôpital de Saint-Bartholomé, est que la maladie en question est essentiellement inflammatoire. Nous savons d'ailleurs que les vaisseaux du cerveau sont gonflés par l'effet de l'excitation, et que la débilité co-existe avec l'inflammation locale. L'inflammation ou la congestion du cerveau à l'endroit des nerfs de la vue, est assurément la cause de cette espèce de cécité et tient essentiellement à l'état de maladie de celui qui s'est livré à des excès sensuels. Le conseil du docteur Armstrong est parfaitement sage : « Toutes les fois qu'un malade se plaindra de l'affaiblissement de sa vue, étudiez l'état de son cerveau. » Il aurait pu ajouter : recherchez aussi les causes de la maladie du cerveau dans les habitudes du malade. Si, avec Ritcher, nous disons que l'abus des plaisirs vénériens est la cause la plus ordinaire de la cécité, combien les habitudes du masturbateur ne nous paraîtront-elles pas une cause encore plus active et dangereuse pour l'organe de la vue ? Hoffman et Boerhaave, dont les noms sont illustres en médecine, ont l'un et l'autre fait allusion à ces causes en parlant des maladies des yeux : « Non-seulement les forces se perdent, mais les membres se refroidissent, *la vue est obscurcie* et des songes fatigants troublent le sommeil. » Le professeur de l'Université de Leyde remarque « que la perte d'une trop grande quantité de semence occasionne la lassitude, débilite et rend l'exercice difficile ; elle cause des convulsions et l'amaigrissement, anéantit les sens et *particulièrement la vue.* » La nature se venge ainsi cruellement de la désobéissance à ses lois. Que les parents et ceux chargés de la surveillance des enfants le sachent bien, il y a des causes qui dilatent la pupille de l'œil, rendent la vue imparfaite, les paupières irritées, la lumière impossible à supporter, et auxquelles ni l'opticien, ni l'oculiste, ne peuvent remédier ; elles ne sont pas cependant sans remède si l'on fait subir un traitement convenable aux jeunes malades.

Un résultat qui suit toujours l'habitude de la masturbation est la perte de *la mémoire.* Il y a une relation intime entre le cerveau, ou l'organe de l'esprit, et l'appareil génital, et la maladie ou l'excitation de l'un ou de l'autre exerce une influence correspondante de l'un sur l'autre. Plus nous ferons violence aux facultés de l'esprit, moins les organes génitaux seront vigoureux, et réciproquement. Si nous forçons les facultés du cerveau, de même que si nous faisons abus des sens, il en résulte un état confus de l'intelligence, de l'indécision, des distractions, et cela est parfaitement conséquent avec les lois de l'organisation ; car, assurément, il n'y a rien, pas même l'ivresse, qui puisse ruiner aussi irréparablement les lumières de l'esprit que l'habitude dégradante de la masturbation.

La huitième paire de nerfs qui pourvoit le cœur, les poumons, l'estomac et les organes de la digestion, vient de la base du cerveau, touchant de très près les nerfs de la vue, d'où il s'en suit que la maladie de cette partie du cerveau se réfléchit sur chaque organe que les nerfs sont destinés à pourvoir ; ainsi, la digestion est soumise à l'influence nerveuse et se trouve souvent affectée la première, quand le sensualisme est poussé à l'excès. La transformation des aliments en chyme, puis en chyle, est une action purement vitale, et tout ce qui tend à affaiblir ou détériorer les forces vitales affaiblit aussi le ton de l'estomac et donne naissance à une foule de maux qni s'attaquent au malheureux *hypocondriaque.*

Quand on considère le lien qui rattache la cause à l'effet, peut-on supposer *qu'un fluide sécrété avec tant de précautions* prises par la nature, et qui possède des qualités aussi éminentes que la *semence,* peut être constamment retiré du système sans qu'il en résulte des conséquences qui touchent tout d'abord le système nerveux et ensuite les organes qu'il gouverne?

De toutes les causes diverses de maladie, de débilité, de relâchement du système nerveux, les plus ordinaires viennent des évacuations trop considérables, de quelque nature qu'elles soient, et certainement, de toutes les évacuations, la plus dangereuse, quand surtout elle a lieu sans être naturellement amenée, est la perte de la *semence*.

Les individus qui se laissent gouverner par les sens plutôt que par la raison; et qui, anticipant sur la puissance de l'âge viril avant que la vigueur se soit développée, détruisent le délicat fondement sur lequel repose l'énergie physique, marchent droit à l'imbécillité et aux infirmités, qui les atteignent au moment où finit l'adolescence; dès lors ils sont sous l'influence de sentiments tristes, en quelque sorte morbides, qui leur rendent la vie pénible et difficile à supporter. En répétant un acte contre nature, ils attaquent leur santé, leur constitution, et, cette *irritabilité des sens*, qui ne s'accorde point avec l'état calme que réclame les fonctions organiques, surtout la digestion, se produit et se continue.

Si ces remarques sont justes, et chacun en a malheureusement la preuve, combien peut être absurde le traitement qui se fait dans l'ignorance de la cause si commune, que nous avons signalée, du dérangement des organes de la digestion. Le docteur Ryan, dont l'habileté comme médecin était égale à la science qu'il possédait de la nature humaine, a dit « qu'un grand mal se produit non-seulement pour la morale publique, mais pour la santé individuelle, par l'abus des fonctions des organes de la reproduction. » Nos premiers pères, et quelques médecins, ont déjà indiqué le mal dont je veux parler, et tout médecin ayant quelque *expérience* peut dire quelle est son étendue. « *Il est très bien,* « ajoute-t-il, » *pour les sentimentalistes et les hypocrites de déclamer parce qu'on le fait connaître.* » Mais la justice, la moralité et la santé, aussi bien que la perpétuation de la race humaine, le demandent. *Cependant, l'hypocrisie est telle de nos jours* que, même en l'indiquant d'une manière indirecte, on est condamné par les ignorants, les gens intolérants, les fous et les dévots, qui ne sont pas capables d'apprécier l'importance de ce fait. » Je dis donc qu'il est absurde d'espérer des soins convenables de la part de médecins qui, volontairement ou par ignorance, passent sur la cause de la maladie. Les termes DYSPEPSIE, INDIGESTION, AFFECTION BILIEUSE, *maladie*

DES ORGANES DE LA DIGESTION, sont très-communs sans qu'on y attache une signification bien définie ; il n'y en a peut-être pas qu'on emploie en médecine d'une manière plus vague, et cependant, les douleurs du foie ou de l'estomac se reconnaissent à l'état d'esprit du malade ; il suffit qu'il existe une passion qui l'absorbe pour qu'elle se réfléchisse sur l'organe : la langue se blanchit, les intestins ne fonctionnent pas régulièrement, le visage est pâle, sans expression, ou triste, un cercle livide entoure les yeux, les lèvres s'épaississent, les joues se colorent le soir ou après les repas, et une espèce d'étourdissement, de pesanteur, se fait ressentir après l'heure du dîner ; le foie fonctionne mal ; il y a flatulence, aigreur, éructation pénible et désagréable, le sommeil manque, on est troublé par des rêves fatigants. Beaucoup de cas, présentant le caractère de l'*indigestion,* se compliquent d'un épaississement inflammatoire ou d'une ulcération de la membrane muqueuse de l'estomac ; s'il y a rapport avec la partie externe, la langue est blanche, il y a douleur quand on appuie la main, flatulence, nausées, vomissements ; le plus ordinairement le visage est pâle, l'haleine courte, le pouls agité, et l'on peut observer un amaigrissement graduel ; une grande complication de désordres se remarque le plus souvent chez les femmes qui se sont abandonnées à des abus sensuels. Quelquefois le SENSUALISME attaque le FOIE d'une manière inaperçue, mais non moins fatale, et, en brisant l'énergie du système nerveux, laisse cet organe exposé à l'action de la première cause d'excitation inflammatoire qui se présente.

Dans ce cas, le cerveau est fatigué ; il y a un poids sur la poitrine ou une sorte de malaise ; le malade a des soupirs fréquents et longs, une toux sèche et une douleur partant du côté droit vers l'épaule. Parfois la peau a une couleur jaunâtre ou terreuse ; il y a un dérangement ou une insuffisance de bile, et très-souvent l'urine en est teinte ; enfin, comme conséquence d'une affection du cerveau, qui peut être la suite d'excès sensuels, l'estomac peut être accessoirement atteint et manifester son état, non par une rougeur sanguine du visage, mais par une âpreté remarquable de la langue qui est alors très-chargée. Ce que l'on doit attendre en pareil cas, et ce qui arrive presque toujours, c'est un malaise général, un engourdissement, des tressaillements dans les extrémités, des indices d'inflammation dans le cordon spinal, résultats d'une irritation du système nerveux due aux excès sensuels ; car il faut bien se pénétrer de ceci, que beaucoup d'affections d'estomac, du foie, des intestins, sont accessoires d'un mal qui existe dans le cerveau ou l'épine dorsale, et provient d'une excitation excessive ou d'évacuations forcées qui ont épuisé l'énergie du système nerveux.

Chez les femmes, il y a une espèce d'affection indiquée par une teinte blême, verdâtre, de la peau, par l'aspect de la langue qui est chargée et sale, par des selles de couleur argileuse, un appétit irrégulier, de la maigreur, l'absence des menstrues, l'enflure des pieds et des chevilles. C'est généralement l'accessoire d'une autre affection locale, qui a son origine sinon dans l'habitude d'un vice caché, au moins dans l'état de perversion du cerveau, qui peut se produire en rêvant constamment à des *images* lubriques et en nourrissant l'imagination de ces œuvres dangereuses de sentiment qui sortent de la plume de la pire espèce des écrivains. Ces livres suffisent à peine cependant à la consommation, et chaque volume que les femmes dévorent leur remplit l'imagination et leur fournit un aliment qui excite le cerveau, allume le feu des sens et déflore le cœur par la création d'impures images qu'elles se plaisent à caresser. Le corps souffre bientôt du funeste poison qu'elles en ont tiré et qu'elles savourent sur leur couche brûlante.

La leucorrhée, ou flueurs blanches, est une espèce de maladie fréquente, même parmi les femmes non mariées, et le symptôme de ces affections appelées *nerveuses, hysté-riques* ou *bilieuses.* Quelques écrivains paraissent avoir été parfaitement convaincus qu'elles sont dues à « *certaines habitudes vicieuses et cachées,* » à l'égard desquelles nous n'avons pas besoin de nous expliquer plus clairement. Mon expérience (s'il était convenable de révéler les secrets de la confession) pourrait en fournir des preuves étonnantes. Que le père veille sur les connaissances que sa fille peut faire, même parmi les personnes de son sexe, et surtout sur les livres qu'elle cherche à lire lorsque nul regard n'est fixé sur elle. Des servantes peuvent enseigner à leurs jeunes maîtresses les habitudes les plus déplorables et gâter leur esprit par leur conversation en éveillant des passions qui demandent, au contraire, à être comprimées ou tout au moins à être dirigées avec attention de la part des parents.

J'ai dit que la FOLIE était une conséquence fréquente du sensualisme. L'abus des plaisirs des sens, même dans le mariage, cause souvent des douleurs de tête ; l'excitation est quelquefois telle qu'il peut en résulter de dangereux effets ; les vaisseaux du cerveau se trouvent gorgés de sang

par suite des contractions violentes du cœur; le cœur lui-
même s'est quelquefois désorganisé par suite de la rupture
d'un gros vaisseau pendant l'orgasme. Ceci a plutôt rapport aux excès qui frappent le cerveau. Attila, le célèbre
roi des Huns, est, dit-on, mort, pendant l'acte du coït, de
la rupture d'un vaisseau. Il y a plusieurs exemples de ce
genre. On peut douter si la mort, dans certains cas, vient
de la rupture d'une artère, de l'extinction subite de la
force nerveuse ou de l'épuisement des sens. A cet égard,
on me pardonnera de citer encore les paroles du docteur
Amstroug, un des hommes les plus raisonnables, les plus
sages, les plus intelligents et les plus simples, et non moins
remarquable par sa sagacité que par sa connaissance extraordinaire des faits. Il avait l'habitude de dire dans les
cours qu'il faisait comme professeur de médecine : *Le vice
caché de l'onanisme produit des douleurs de tête.* Je connais un garçon de dix-sept à dix-huit ans, qui entra à
l'âge de dix ans dans une école où ce vice était commun
parmi les élèves et le contracta. Il en résulta que, de beau,
actif et intelligent qu'il était, il devint un *parfait idiot;*
ses yeux devinrent saillants, la pupille dilatée ; il avait des
douleurs dans la tête et le long de l'épine dorsale; sa mémoire s'était perdue, sa figure n'avait plus d'expression et
son corps était penché en avant. » Il ajoutait : « Je crois
que je reconnaîtrais dans la rue une personne adonnée à
ce vice, rien qu'en observant l'attitude particulière de sa
taille en marchant derrière elle. » Que celui donc qui l'a
contracté ne croie pas qu'il puisse échapper au regard de
l'observateur. Je soumets cette réflexion au bon sens des
hommes qui n'ont pas fait une étude particulière des sym-
pathies du système nerveux, si, en réalité, il existe quelque
chose d'étonnant dans le rapport du sensualisme et de la
folie. A part les causes dont nous avons parlé, qui suffi-
raient en elles-mêmes pour expliquer les causes de la folie,
il y en a assez d'autres dans l'état moral qui amènent la
chute de l'intelligence. Ne savons-nous pas que certains
travaux d'esprit prédisposent à la folie? Ainsi, les poètes
et les peintres, qui *se créent un monde imaginaire,* sont
exposés aux atteintes de la folie; et, s'il y a un être dans
le monde qui s'abandonne plus que tout autre à des créa-
tions de l'imagination, c'est assurément celui qui se livre
au vice *solitaire.* Son esprit est toujours tendu vers la
même pensée à laquelle il cherche toujours à donner de
nouvelles formes; son imagination enflammée est *inces-
samment* dirigée vers quelque volupté qu'elle ne peut at-

teindre ; en proie à un appétit des sens insatiable, il ne peut jamais le satisfaire et le voit s'augmenter au lieu de s'apaiser. *La folie doit donc être considérée comme le triste et trop fréquent apogée des effets de la masturbation.*

Les mêmes causes qui tendent à diminuer la force, l'énergie, en général, à amener la maladie des organes de la digestion, à détruire la constitution en affaiblissant le système nerveux, conduisent infailliblement à la folie. Il y a généralement un dérangement dans les fonctions de l'estomac et des intestins, qui se joint quelquefois à une inflammation du foie ; l'intelligence est dans un état de désordre évident et rarement de délire furieux, mais de stupidité complète ; le pouls est faible et la peau froide et pâle. Le SUICIDE est souvent le terme de la folie, et, à coup sûr, beaucoup de cas de mort que les journaux enregistrent chaque jour doivent être attribués aux pratiques vicieuses. Le misérable esclave de ce vice agit alors sous une impulsion soudaine et momentanée ; la *conviction de son impuissance,* les déceptions qu'il éprouve, le dégoût de lui-même, se présentent à son esprit et le poussent à se suicider. Un savant médecin dit : « J'ai rencontré beaucoup d'individus qui ont eu, m'ont-ils dit, une prédisposition à se détruire, et je trouve que c'est particulièrement dans les cas de souffrances d'estomac, de foie, des intestins, lesquelles *conduisent à la folie.* » Ceci est une observation précieuse en ce qu'elle se rapporte aux effets du sensualisme, qui sont précisément ceux qu'elle décrit et qui se reconnaissent d'une manière trop évidente pour s'y tromper. Il est un fait singulier, c'est que les malades qui se sont livrés à la masturbation reconnaissent eux-mêmes que cette habitude est la cause de leur état de maladie ; cependant, au lieu de se fortifier l'esprit pour résister à leur imagination dépravée, ils n'en caressent que davantage les pensées qui l'occupent et pensent alors que chaque individu les devine ; un bouton, un signe sur la figure, les effraie ; ils redoutent le mépris du monde qui ne prend pas la peine de s'occuper d'eux. La constitution se détruit alors avant le ravage de la maladie, pour ainsi dire, et présente un état d'épuisement absolu ; toutes les forces sont anéanties, l'énergie manque, la maladie se change en une espèce d'imbécillité sans espoir que nul remède ne peut guérir, une imbécillité qui ressemble beaucoup à la folie. Quelle est la marche de la maladie qui précède la folie ? Nous ne pouvons le savoir ; nous ne pouvons dire quelle est la cause immédiate de cette affection, la plus absurde et la plus affligeante de toutes, car nul autre que le malheureux qui en souffre ne peut décrire ses effets qui renversent la raison de son trône ; les recherches médicales ne peuvent en suivre le progrès intérieur et doivent se 'borner aux symptômes extérieurs. Son existence est généralement indiquée par une grande débilité, de la nonchalance, un manque de résolution et d'activité, une disposition à la tristesse, l'idée d'une souffrance à venir et une longue série de sensations du même genre qui contribuent puissamment à débiliter le système général ; l'effet se manifeste par l'affaiblissement et l'amaigrissement du corps, un appétit vorace ; *les organes de la génération deviennent si faibles que le plus léger attouchement produit l'érection, qui est suivie d'une portion du mucus naturel des glandes de l'urètre, ou d'une sécrétion de la glande prostate et des vésicules séminales,* ainsi que d'un accablement général. Ces symptômes, quand ils se renouvellent pendant la nuit, deviennent très-désagréables ; ils donnent lieu à l'écoulement d'un liquide clair et visqueux, et, chez certains individus, il occasionne une irritation nerveuse qui les réduit à un état de consomption absolu.

On pourrait croire à une exagération quand on dit que plus des *trois-quarts des cas de folie sont dus aux effets de la masturbation,* mais cette assertion est confirmée par l'un des premiers écrivains en matière médicale, et elle est complètement établie par l'expérience des directeurs des maisons de fous. Cette habitude prend ordinairement son origine dans les pensions et autres lieux où les jeunes gens sont réunis en certain nombre ; il y en a peu qui en ayant été témoins (quoique cela ne s'avoue pas) aient pu résister à la contagion.

> « One sickly sheep infects the flock
> And poisons all the rest. »

L'influence est telle que si quatre-vingt-dix-neuf sont purs et le centième corrompu, le troupeau tout entier s'initie au vice qui doit détruire les facultés intellectuelles et en faire autant de malheureux, d'idiots ou d'habitants des maisons de fous. Ce n'est pas seulement dans les pensions que ce mal sévit, mais aussi dans les séminaires et les collèges. *Les chefs de nos universités ont le plus grand soin d'éloigner de leur voisinage les femmes légères,* de crainte qu'elles ne gâtent les jeunes gens voués à l'étude, *pendant qu'un vice plus dangereux, et dont les effets sont si fatal,* exerce ses ravages dans le sanctuaire de la science.

Plus d'un brillant génie s'est perdu par l'influence dégradante de ce vice. La perte de la mémoire, l'idiotisme,
la cécité, l'impuissance, la débilité du système nerveux, la
paralysie, la strangurie, etc., sont les conséquences de cette
criminelle passion.

Il est convenable que je m'occupe d'une manière plus
particulière et plus détaillée de quelques-unes de ces *maladies des poumons* qui prennent un développement inévitable par l'effet des excès sensuels, lesquels étant aussi
destructifs sont une cause immanquable de PHTHISIE, surtout le genre d'excès auquel nous avons déjà fréquemment
fait allusion. Combien n'est-il pas absurde d'espérer que
le traitement des maladies pulmonaires peut avoir quelque
succès dans les cas où le *sensualisme* en est *la cause cachée*, et où elle est méconnue par le médecin routinier,
dont les remèdes et les savantes prescriptions n'arrêtent
pas la fatale habitude que le malade conserve toujours.
Tout être humain naît avec quelque côté faible, une PRÉDIS-
POSITION *à la maladie de quelque partie de son individu ;
mais beaucoup de personnes par des causes accidentelles*
(et le sensualisme est incontestablement du nombre) *transforment les éléments latents de maladie en éléments d'une
activité destructive ;* en langue vulgaire, ELLES JOUENT
AVEC LEUR SANTÉ. Il s'en suit que les premiers symptômes
de maladies de poitrine se signalent et se développent. *Les
débauches fréquentes et excessives* sont considérées par
tous les écrivains comme les premières causes de ces affections. Dès le commencement on remarque que l'urine est
fortement colorée et chargée ; l'appétit, néanmoins, n'est
pas grandement diminué, et la langue reste ce qu'elle est
habituellement ; mais lorsque le mal augmente, la gorge
s'enflamme et les vaisseaux rouges [des yeux deviennent
d'un blanc de perle ; les joues sont par moments en partie
colorées, d'autres fois- pâles, et le malade a souvent l'air
abattu.

Le sensualisme doit être classé comme l'une des causes
principales de la GOUTTE et des RHUMATISMES. On sait que
les eunuques n'ont jamais la goutte. L'indolence, l'inactivité, les égarements de l'imagination tendent à engendrer
ces maladies, et il est évident que quand on s'est jeté dans
une voie d'affaiblissement infaillible par des pratiques vicieuses cachées, l'énergie se perd et ne peut résister, ou
supporter le traitement nécessaire pour les combattre.

Parmi les moindres maux qui résultent d'habitudes vicieuses, je ne dois pas omettre *les éruptions* qui se remar-

quent *surtout sur le visage,* et auxquelles les jeunes personnes sont sujettes, quoique ces habitudes n'en soient pas invariablement la cause. De temps immémorial la croyance populaire a été que les abus de volupté ou *la perte de la sécrétion séminale par la masturbation, avaient pour effet de prévenir la croissance des cheveux et de rendre chauve :* cette croyance n'est pas sans fondement. Une chevelure abondante est un indice ordinaire de puissance sexuelle. Quand par suite d'excès cette vigueur de croissance diminue, il semble que la nature, ayant voulu économiser ses ressources, abandonne cet ornement sans importance et laisse blanchir les cheveux en leur retirant l'aliment nécessaire ; la tête devient chauve alors de bonne heure, sans avoir le caractère vénérable de la vieillesse.

L'absence de poil sur la figure a fréquemment pour cause les habitudes cachées ; un visage sans barbe et une voix efféminée déplaisent aux femmes et sont un sujet de ridicule à leurs yeux. Nous devons croire qu'elles sont d'assez bons juges en cela, car elles partagent le sentiment d'Hudibras :

> « Want of *virility* is averred
> To be the cause of want of beard. »

Il y a une espèce d'écoulement ichoreux, distinct de ce qui caractérise la chaude-pisse, qui est un effet assez ordinaire de la masturbation. Dans les cas qui ne sont pas anciens on peut le guérir, non par des injections irritantes, ni par des remèdes locaux, mais en s'attachant à soigner tout le système des organes de la génération.

Enfin le TESTICULE même est sujet à un DURCISSEMENT et à un RENFLEMENT chroniques par suite de causes qui tendent à troubler ses fonctions comme glande sécrétoire ; et indépendamment des affections ordinaires auxquelles le testicule est incontestablement exposé par l'habitude de la masturbation, j'ai fréquemment remarqué une *transpiration désagréable* des vaisseaux qui entourent les organes de la génération, accompagnée de beaucoup de douleur et d'une rougeur inflammatoire qui n'est pas non plus sans souffrance. Cette affection, quoique dégoûtante et facilement reconnue, est de peu de conséquence et sert seulement à indiquer les habitudes du malade à celui qui possède quelque discernement. Je dis qu'elle est peu importante en comparaison de la désorganisation permanente des vaisseaux du cordon, connu sous le nom de *varicocèle,* et consistant dans la dilatation et le gonflement des veines du testicule. (Voyez planche 3, fig. 1, 2 et 4). Si je dis que cette affection se présente *quatre-vingt-dix-neuf fois sur cent dans les cas de masturbation que j'ai eu à traiter*, je ne me tromperai pas. Quelques-uns de mes malades décrivaient cette désorganisation comme ressemblant à un nombre de cordes entortillées passant dans le côté du testicule ; d'autres la comparent à la sensation qu'éprouverait le doigt en touchant un sac rempli de vers de terre ; quelquefois la douleur est à peine sensible, mais la plupart du temps elle a un caractère très-violent et attristant. Cet état des parties occasionnant une irritation des vaisseaux du testicule, *est une indication presque certaine d'impuissance et souvent se trouve accompagnée d'une faiblesse absolue des organes sexuels.*

Il est remarquable que beaucoup d'hommes sur le point de devenir impuissants ignorent l'état dans lequel se trouve le cordon, jusqu'à ce que la faiblesse séminale ou les émissions trop promptes attirent leur attention vers l'état des organes génitaux. Le docteur Robert Thomas, dans son ouvrage sur la pratique de la médecine, observe que « *la schyrrhosité de la glande prostate* est une maladie que des hommes avancés en âge sont exposés à avoir, *mais particulièrement ceux qui ont excité les vaisseaux séminaux en abusant du plaisir avec les femmes, ou d'une manière contre nature, comme l'onanisme.* » Il remarque aussi que « *la fréquence de la maladie peut être attribuée au degré d'irritation extraordinaire* qui, dans l'état de licence de la société actuelle, est conservé dans les organes de la génération par les excès de volupté et leur suite, les RÉTRÉCISSEMENTS et l'emploi des bougies. Après un certain temps, une douleur aiguë et lancinante est ressentie ; l'urine ne passe plus facilement, et la souffrance qu'elle fait éprouver en sortant est un symptôme déplorable entre beaucoup d'autres. »

Qu'est-ce que je propose au malheureux qui souffre de l'une ou de l'autre des affections multipliées que le sensualisme produit ? De guérir ses peines, la souffrance et la faiblesse que son organisation physique éprouve, et de viser à un but plus grand et plus noble qui consiste à guérir son esprit. J'ai l'espoir ambitieux, mais assuré, de venir en aide à ce malheureux esclave d'une triste passion, afin qu'il puisse la vaincre, la dominer et se réhabiliter en redevenant un *homme,* la gloire de la création, de son propre sexe et le protecteur d'un sexe plus faible. Ce sera donc pour moi un point de première importance que de soigner l'état moral de mes malades, et quoique j'aie été

conduit à flétrir assez vivement le crime de la masturbation, je n'en sais pas moins sympathiser avec cette souffrance, cette faiblesse, cette déplorable imbécillité de notre
nature. Mon rôle est de ramener insensiblement mes malades à une *activité et à une gaîté naturelles*, et de chasser
de leur esprit les pensées qui l'assiègent.

L'inactivité est sans contredit une grande cause de vice
et de mauvais penchants. Quand l'esprit est occupé, les
tentations perdent la moitié de leur force ; il y a moins de
loisir pour les pensées qui demandent la solitude et le secret,
quand l'homme est attaché à un devoir qui convient à sa
dignité. Les malades *sentent* leur dégradation, en gémis-
sent eux-mêmes, et il est évident que quand l'esprit est
ainsi tyrannisé par une pensée dominante, les simples
prescriptions médicales ne peuvent rien, il faut *rompre le
charme*, non en faisant directement appel à la peur, mais
à ces facultés plus élevées qui, quoiqu'affaiblies et obscur-
cies, ne demandent que l'assurance de la sympathie d'un
ami pour reprendre leur autorité. Avec certains individus,
c'est en vain qu'on s'attacherait à démontrer l'énormité
du crime : il n'y a pas d'avantage *immédiat* à leur faire
comprendre que l'habitude du sensualisme est contraire
aux lois de la nature et de la société ; de semblables ser-
mons, comme l'expérience nous l'a prouvé, n'ont que peu
d'influence sur les *jeunes* gens, qui, plus encore que les
hommes avancés en âge, sont gouvernés seulement par
leur intérêt *présent*. Apprenons au jeune homme à connaître que les habitudes qui épuisent ses forces, le ren-
dront incapable d'occuper un rang parmi ses semblables,
qu'on les devinera, et qu'il sera l'objet de leur mépris ;
laissons-le réfléchir sur le *mépris* de la *femme*, et sur ce
mot de la maîtresse désappointée d'Ovide :

"Go, for a sylly un performing thing !"

On a dit que les soldats romains préféraient la mort à la
castration, il est à peu près certain que la *peur* et la *honte*
de l'IMPUISSANCE dans beaucoup de cas, seront redoutées
plus que la mort et forment la meilleure sauvegarde contre
la masturbation. Cela ne devrait pas être ainsi ; mais telle
est notre nature.

Les PARENTS et les SURVEILLANTS doivent ne jamais
perdre de vue que de la pureté de la jeunesse, dépend
tout l'avenir qui l'attend. *C'est par la pratique de la tempérance dans les plaisirs légitimes des sens*, et en ignorant
ou en évitant absolument les pollutions artificielles du
SENSUALISME, qu'au commencement de la vie, la consti-

tution se fait et se fortifie et rend un homme capable de
résister à ses orages et à l'hiver des années. « La jeunesse,»
dit Linné, « est l'époque importante de la vie où se forme
la constitution. Rien n'est plus à redouter que les excès de
volupté, lorsqu'ils ont lieu de bonne heure ; il est rare que
celui qui a énervé son individu pendant sa jeunesse,
puisse jamais recouvrer la vigueur d'une constitution
forte, la vieillesse et les infirmités viennent vite et la vie
le quitte avant le temps ordinaire. » Six cents ans avant
Linné, le grand moraliste Plutarque, dans son excellent
livre sur l'éducation des enfants, recommandait le soin
de leur constitution *physique*, comme le premier de tous.
« Aucun soin ne doit être négligé, » dit-il, « pour qu'ils
acquièrent l'élégance et la force du corps (les excès du sensualisme détruisent également l'une et l'autre), » car la
meilleure garantie d'une belle et heureuse vieillesse, est
une constitution qui n'a pas souffert pendant la jeunesse.
La tempérance et la modération, à cet âge, sont la meilleure assurance que la dernière période de la vie sera heureuse.

CHAPITRE IV.

Émissions nocturnes. Faiblesse séminale. Impuissance. Stérilité. Débilité nerveuse. Traitement général des suites de la masturbation.

Les glandes sécrétóires du corps humain forment un appareil dont l'action est invariable et constante. Le foie est continuellement employé à former la bile ; les reins, à séparer l'urine d'avec le sang. En effet, toutes les sécrétions viennent du fluide *vitalisant.* La vésicule biliaire est le réservoir du fluide bilieux et savonneux sécrété par le foie, et, quand les besoins du système l'exigent, elle le verse dans le premier intestin, pour faciliter la séparation de la portion nutritive des aliments digérés en partie. L'action des testicules est exactement semblable ; ils versent leur sécrétion particulière dans les réservoirs représentés par les *planches* anatomiques de cet ouvrage, et nommés *vesiculæ seminales, vésicules séminales,* non pour que cette sécrétion soit absorbée dans le système, mais plutôt pour que son excrétion ait lieu, étant indispensable à l'acte reproducteur. De là, le *stimulus* résultant de la *distention* de ces vaisseaux, porte, par le plaisir, à la multiplication nécessaire de l'espèce ; si l'instinct seul pouvait régler ce plaisir, si l'homme dépravé, au lieu d'exciter ses organes par des conversations impures, par des images obscènes, et par tous les moyens dont manquent les animaux ; si, comme eux, dis-je, il se contentait de suivre strictement les lois de la nature, il ignorerait ainsi qu'eux, les maladies venant des excès, et sa fécondité serait semblable à la leur. Comme les vaisseaux séminaux, ainsi que la vésicule biliaire, ne peuvent s'étendre que jusqu'à un certain point, ils absorbent *partiellement* les parties *les plus subtiles* de la semence, et quoique, par là, cette sécrétion diminue de volume, ce qui en reste devenant pourtant plus âcre et plus stimulant, porte d'une manière irrésistible à l'excrétion, et ainsi la nature en l'absence de l'acte nécessaire, se délivre elle-même parfois de la surabondance de la sécrétion. On ne s'en aperçoit pas la plupart du temps ; si pourtant l'attention est éveillée sur de semblables émissions, ce n'est que par leurs *con-*

séquences et leurs *fréquentes répétitions* qui attirent les craintes.

LES ÉMISSIONS NOCTURNES, ARRIVANT PLUS D'UNE FOIS DANS L'INTERVALLE DE VINGT ET UN JOURS, SONT UNE PREUVE MARQUÉE DE DÉBILITÉ, ET LES AVANT-COUREURS CERTAINS DE L'IMPUISSANCE. *Une longue expérience me permet d'affirmer que la preuve la plus certaine de la débilité et de l'impuissance absolue qui en résulte, c'est le réveil au moment de l'émission quand elle se répète dans la période ci-dessus.* Dans plusieurs cas le sommeil n'est pas interrompu, et il peut être difficile de déterminer la fréquence de l'émission, les conséquences de la perte du fluide séminal n'en sont pas moins trop évidentes. Si le cas se répète trop souvent pour qu'on puisse l'attribuer à la distention des vaisseaux *à l'état de santé*, il faut employer à l'instant les mesures les plus énergiques, pour détourner le mal qui résulte alors de la perte volontaire et sollicitée de la sécrétion séminale. Les émissions nocturnes peuvent être, et aussi n'être pas causées par l'habitude de la masturbation, et peuvent, comme le terme l'indique, arriver la nuit quand on est plongé dans le sommeil. On ne peut dormir d'un sommeil profond que lorsqu'on est libre de toutes causes d'irritation corporelle, la distention des vésicules séminales, si elle a lieu naturellement, excite à des songes amoureux et à des émissions qui, dans l'état de santé, ne se répètent guère avant vingt et un jours ; mais indépendamment des penchants vicieux, il y a des causes qui tendent à donner à cette émission le caractère d'une habitude. Les émissions nocturnes sont le plus fréquemment causées par la *masturbation* et les *excès vénériens ;* elles peuvent cependant venir d'une *maladie des testicules* ou de l'état squirreux de la glande prostate. Quand elle vient de la dernière cause, l'émission de la semence se mêle à la sécrétion naturelle de la prostate, et les deux fluides donnent au linge une couleur jaunâtre et sale, ressemblant beaucoup aux taches produites par la gonorrhée ou chaude-pisse ordinaire et à l'écoulement qui l'accompagne. La matière fécale, endurcie dans les gros intestins, peut encore servir d'irritant, et produire ainsi des *évacuations diurnes* aussi bien que *nocturnes*, du fluide le plus important du corps humain.

Un auteur bien connu a fait remarquer à ce sujet *qu'il y a de nombreuses causes de « ces songes humides, »* comme *on les appelle ;* d'abord les testicules doivent avoir acquis, par la pratique de l'onanisme (car les émissions involontaires prennent rarement le terrible caractère dont nous parlons, si elles n'ont la masturbation pour origine), une sensibilité maladive qui met en action leurs facultés sécrétoires, à la moindre irritation locale ou extérieure. *En effet, on pourrait appeler cette infirmité, une consomption de ces glandes,* conséquemment, elle peut avoir pour résultats les hémorrhoïdes, la constipation, l'indigestion, l'irritabilité de la vessie ou des reins, etc. ; ces maladies subsistent plus ou moins, et peuvent être aggravées de différentes manières, par des stimulants de différentes natures, pris dans le jour, ou un peu avant le sommeil. Dans d'autres cas, il se peut encore que la perte de ton des absorbants, aussi bien que la perte de sensibilité des passages soient la cause de l'émission. Cette infirmité n'est pas seulement une débilité locale de l'appareil de la génération, mais beaucoup d'autres fonctions de la vie y participent. L'épuisement constant des testicules appauvrit le système entier, et il en résulte le même phénomène qui suivrait l'onanisme pratiqué dans la même proportion : la semence d'une personne tourmentée de cette infirmité, est rare, aqueuse, rarement prolifique et a une odeur morbide. Quoique, dans les pages précédentes, j'aie déjà décrit les conséquences de ces émissions contre nature, le passage suivant, venu d'une plume plus savante que la mienne, en représente si bien les cruels effets, que je ne puis m'empêcher de le copier ici. « Les muscles de l'individu s'amollissent, il est nonchalant, son corps s'affaisse, sa démarche est traînante, à peine peut-il se soutenir. La digestion s'affaiblit, l'haleine devient fétide, les intestins inactifs ; les excréments endurcis dans le rectum, ajoutent encore à l'irritation des conduits séminaux ; il respire avec peine, soupire souvent, son teint est livide, et la peau, surtout celle du front, se garnit de boutons ; la bouche s'élargit, le nez devient plus saillant ; les yeux sont abattus, privés de leur éclat et entourés de cercles bleuâtres ; il ne lui reste point de gaîté ; son aspect est celui d'un criminel : la sensibilité générale, portée à l'excès, produit des larmes sans cause, l'affaiblissement de la vue et la perte de la mémoire. Le jugement est incapable d'aucune opération, l'imagination n'enfante que des chimères ou des craintes sans fondement ; la moindre allusion à la passion prédominante produit un mouvement des muscles du visage, le rouge de la honte, ou l'abattement du désespoir. Le malheureux finit par éviter le regard des hommes, ou par craindre celui des femmes. Son moral est entièrement corrompu ou son esprit tout-à-fait annulé. Des pertes involontaires du fluide séminal ont lieu pendant la nuit, et le jour il s'en suit épuisement complet suivi de lourdeurs de tête, de bourdonnements dans les oreilles, d'évanouissements fréquents, de tremblements convulsifs et d'une paralysie partielle. »

En ce qui concerne la physiologie des réservoirs séminaux, il faut bien se rappeler que le stimulus de l'orgasme sexuel est le seul irritant auquel ils doivent *naturellement* obéir ; d'où il suit que tout ce qui lui est étranger et qui suffit pour déterminer une émission, doit indubitablement nuire aux organes de la génération eux-mêmes, en leur imposant une tendance contraire à leur action naturelle, et qui bientôt doit en anéantir les facultés vitales. On peut considérer les émissions séminales pendant le sommeil comme le résultat d'une excitation non nécessaire. Cette émission a lieu, le plus souvent, à la pointe du jour, ayant pour cause un renouvellement de cette excitabilité générale venue dans le premier sommeil. L'intervalle écoulé rend le système plus susceptible de toute impression nouvelle et la débilité de l'esprit favorisant ce nouvel état de choses, les émissions se répètent, l'habitude s'établit, la propension morbide devient, de jour en jour plus caractérisée et plus difficile à guérir, et le malade perd insensiblement d'abord le désir, puis le pouvoir de remplir les fonctions naturelles.

L'esprit empiétant sur les prérogatives naturelles, les organes de la génération, soit par la rapidité morbide du mal, soit par l'habitude d'obéir aux lois de l'imagination à la moindre irritation, ne peuvent plus être sensibles à l'excitation que le sexe féminin produit sur un sujet en santé. Rousseau recommande avec raison d'exercer les jeunes gens aux travaux de la campagne dans l'âge de la puberté, pour que des nuits de repos suivent des jours de fatigue, et soulagent ainsi l'*irritabilité surabondante* du système.

La faculté reproductive peut n'être pas entièrement détruite par cet état de débilité des organes de la génération, suite des émissions nocturnes, et cela donne lieu à d'autres conséquences différentes, et non moins désastreuses. Une femme saine peut devenir enceinte du fait d'un homme épuisé, et il serait absurde et contraire à toute analogie tirée de l'histoire naturelle, de nier l'effet pernicieux que cette circonstance peut avoir sur son enfant. Les savants n'ont guère varié sur ce point. Cette doctrine fut admise par Lucrece et beaucoup d'anciens qui se sont occupés de travaux de ce genre. Ce savant admettait qu'il se faisait un mélange de fluides, qui unis dans les organes sexuels de la femelle, s'animaient, se développaient et se changeaient en un être ressemblant à celui qui les produisait. Il ajouta *que le plus vigoureux des deux détermine le sexe;* et si l'on admet ce principe, il est aisé de découvrir quels vices de constitution le père ou la mère peut transmettre. Il paraît, d'après l'opinion générale, que *celui qui donne le fluide séminal le plus fort et le plus abondant donne aussi sa forme et ses traits à l'enfant*, d'où il suit qu'il lui ressemblera pour le sexe, pour l'âme et pour le corps. Si le pouvoir génital était le même chez le père et la mère, l'enfant ressemblerait aux deux. Mais on ne peut attendre un tel résultat, là où l'un des deux a les organes de la génération débilités, et les fluides appauvris par une perte trop fréquente.

DE LA FAIBLESSE SÉMINALE. Le caractère dominant de la *faiblesse séminale* est une débilité *générale* et non *partielle*. Les vaisseaux séminaux sont faits pour remplir, avec une régularité progressive, certaines fonctions qu'ils continueront pendant tout le cours de la virilité, s'ils n'en sont pas empêchés par les maladies, ou s'ils ne sont pas altérés par une perversion vicieuse des habitudes naturelles à chaque sexe. Toute irrégularité ou désaccord entre l'action des testicules et celle du pénis est sans aucun doute un état de maladie, et peut produire l'*impuissance*, quelle que soit la cause de cette irrégularité ; elle a pour effet la *débilité séminale* et la perte de la puissance sexuelle. L'irritation se propage rapidement dans l'urètre, il s'établit bientôt une inflammation chronique dans la partie prostatique et la plus sensible de ce canal, et des spasmes irréguliers en affectent les muscles. L'irritation s'étend jusqu'aux vaisseaux séminaux, et même jusqu'aux testicules, produisant dans les premiers des évacuations contre nature, et dans les derniers, une sécrétion infiniment trop subtile, trop rapidement élaborée, et par là entièrement inutile à la génération.

Parmi les individus ainsi affectés (quand ils ont commerce avec l'autre sexe) l'*émission a lieu trop promptement*, les pollutions nocturnes sont fréquentes (en effet, elles sont souvent les avant-coureurs de la faiblesse séminale) *ou la semence sort pendant l'évacuation de la vessie ou des intestins.* Chez d'autres, il y a extinction plus ou moins complète des désirs vénériens, les érections deviennent rares, faibles, incomplètes ou totalement impossibles. Cette condition des organes sexuels a un caractère particulier, analogue à celui qui résulte de la masturbation dans la jeunesse. Le malade, trop tard peut-être devient alors timide, insouciant de ce qui l'entoure, son esprit reste absorbé par les mêmes pensées qui l'entraînent dans la pire des monomanies ou plutôt dans l'état d'enfance de la vieillesse. Toutes les fonctions du corps languissent ou sont troublées, jusqu'à ce qu'une dégradation générale annulle enfin toutes les facultés de son âme ou de son corps. *Le fluide séminal peut s'écouler sans plaisir, sans érection, sans éjaculation naturelle ;* et quand sa perte a lieu de cette manière, elle produit des désordres égaux, ou même plus graves que ceux qui résultent des excès avec les femmes, ou même de la masturbation.

Il s'est trouvé des écrivains pour soutenir que ce n'est pas la semence, mais seulement le mucus du canal, ou fluide prostatique, qui produit l'émission dans ces déplorables cas. Mais c'est connaître peu la pathologie de la maladie. Une inflammation chronique, résultant de causes ordinaires, peut être accompagnée d'un simple écoulement muqueux, mais *la faiblesse séminale* est la plupart du temps, la conséquence la plus grave de la masturbation, amenant cette irritabilité *qui se déclare dans les émissions nocturnes, et enfin, dans la débilité complète de tout le système des organes de la génération.* Ce fluide séminal, faible, appauvri et privé de toute qualité reproductive, est bien certainement le fluide que les organes laissent échapper, et notre premier soin doit être d'en empêcher l'écoulement et de rendre du ton aux vaisseaux chargés de le sécréter et de le retenir. L'ébranlement du système nerveux, son désordre et son excitation ne sont point la seule cause de la maladie, ni de la prostration qui suit la perte de la sécrétion séminale, car là où la débilité est grande, et *où la semence appauvrie* s'échappe indépendamment de la volonté, il y a une faiblesse progressive qu'on ne peut attribuer à l'orgasme seul. La masturbation est la cause habituelle de cette cruelle maladie. Peu de constitutions peuvent supporter la perte de ce fluide, même quand elle est naturelle, sans ressentir la faiblesse qui en résulte. Mais malheur à qui a recours ainsi à des excitations contre nature ! Tout le monde n'est pas affecté de la même manière dans la première période de la faiblesse séminale : *les uns, dans l'acte du coït, ne peuvent four-*

nir l'émission d'une manière naturelle, bien qu'ils soient capables d'une érection momentanée ; les autres ne peuvent accomplir l'acte lui-même, l'émission ayant lieu trop promptement, et avant que l'organe viril ait pu pénétrer dans l'organe femelle, faute d'avoir acquis la fermeté nécessaire. Qui peut contempler sans frémir les conséquences d'un semblable abus ! Un jeune homme, adonné à la masturbation arrive-t-il à se marier, il est appelé à changer son triste penchant contre les plaisirs naturels du lit nuptial. Quelle est alors la situation des époux ? Le mari peut-être éprouvera une excitation qui étant nouvelle pour lui sera d'autant plus puissante, il essaiera de remplir le but du mariage ; la passion l'embrasera pour un instant et *une émission spontanée s'en suivra*, puis il perdra son ardeur, ses facultés se paralyseront, et incapable de tout effort, il trompera les espérances de sa femme.

Les différents effets que les émissions ont sur l'organisation animale, dépendent beaucoup de l'influence qu'elles ont sur l'esprit. Chez les uns, les émissions nocturnes constituent la faiblesse séminale et la blennorrhée, et il y a des cas où le système, ayant longtemps souffert de l'influence des émissions nocturnes, sent plus puissamment cette irritation nerveuse qui accompagne ordinairement une abondante perte de semence ; ce qui prouve incontestablement l'existence de la débilité chronique. Ce qui a peu d'effet sur une constitution produit, sur une autre, les effets les plus désastreux pour le corps et pour l'esprit ; il en résulte un désordre provenant d'une suite d'évènements et l'on peut remonter avec une précision mathématique jusqu'à la *cause débilitante ;* car nous sommes portés à croire que la faiblesse séminale précède le désordre nerveux, et il paraît évident, à moi du moins, que quand la débilité nerveuse existe, les émissions nocturnes augmentent, que leur répétition affaiblit certainement l'énergie vitale, et au bout d'un temps indéterminé, prédispose la sensibilité de l'organe cérébral à une irritation morbide. Ainsi, par ses rapports avec les nerfs, le système général est troublé, et l'esprit et le corps sont soumis à cette irritation capricieuse, dont l'influence générale ne peut être décrite que par ceux qui en ont ressenti l'action. L'effet de cette influence n'est pas le fruit d'une imagination ardente ou fatiguée ; au contraire elle donne naissance à une classe de maladie qui, dans leur progrès, ont un grand effet sur l'organisation, et cette irritabilité morbide s'attache le plus souvent aux consti-

tutions débilitées d'avance par les plaisirs de l'amour, ou
plus fréquemment encore par la pernicieuse habitude de
l'onanisme, laquelle non-seulement affaiblit les parties génitales, mais les rend aussi tellement irritables et soumises
aux influences de l'esprit, que la moindre cause suffit pour
les mettre en action, et produire ainsi une émission de
semence.

Il y a des cas, où chez les hommes, la faculté d'engendrer n'est pas entièrement perdue, où même une femme
en santé peut devenir grosse du fait d'un individu dont la
vigueur de constitution est presque entièrement détruite.
Mais ne doit-on pas s'attendre alors à voir naître un enfant chétif, faible et prédisposé à ces maladies, qui, dans
les circonstances les plus favorables, détruisent tant d'enfants avant l'âge de cinq ans? Nous savons qu'il y a des
maladies particulières à l'enfance; la dentition en fait
périr des milliers chaque année. La rougeole, le croupe,
la coqueluche, et surtout les affections inflammatoires des
poumons et des membranes muqueuses des cavités des
bronches, forment le triste dénombrement des maux auxquels ils sont exposés. Une forte constitution n'est-elle
pas nécessaire aux enfants pour résister aux attaques de
ces maladies? *Il y a de la vie dans la sécrétion séminale*, puisqu'elle communique *la vie*, et où la faiblesse
séminale résulte de l'excessive émission de ce fluide, il
est raisonnable de supposer que l'enfant portera la marque de la débilité de son auteur. Je puis citer à l'appui
de ce que j'avance, ce qu'on a déjà remarqué du temps
d'Aristote, que les enfants illégitimes étaient ordinairement pleins de vigueur. L'histoire ancienne, ainsi que
l'histoire moderne en fournit beaucoup d'exemples. Cette
circonstance a été attribuée *à l'ardeur* du père et de la
mère dans leurs embrassements. Hercule, Romulus,
Alexandre, Thémistocle, Jugurtha, le roi Arthur, Guil-
laume le Conquérant, Homère, Démosthènes et beaucoup
d'autres étaient illégitimes et dans beaucoup de royaumes
c'est des descendants illégitimes des princes que sont sorties
les plus anciennes familles. Les plus grands capitaines, les
meilleurs esprits, les plus illustres savants des annales anglaises étaient de basse extraction, Cardan en donne une
raison dans ses *subtilités*. «Leur puissance tant au moral
qu'au physique, venait surtout de la manière dont s'était
accompli l'acte auquel ils devaient le jour.» Probablement, on peut attribuer la supériorité de leur énergie à la
force de constitution de leurs parents, et c'est justement

ce que j'avance ; en effet, les personnes faibles et délicates
sont moins exposées que les autres à devenir les victimes
de passions illégitimes.

Si ce que nous venons d'établir est bien fondé, et je ne
vois pas comment on pourrait soutenir le contraire, — il
résulte qu'il y a, et qu'il peut y avoir différentes espèces de
faiblesse séminale (causées le plus souvent, si non toujours par les excès sensuels, et surtout par la masturbation) *et que ces différentes espèces de faiblesses, bien que
n'empêchant pas absolument l'acte sexuel, peuvent le
rendre infructueux*, ou produire un être pour qui la vie
est un triste présent, né seulement pour éveiller la sensibilité de la mère,

« For us they sicken, and for us they die. »

Les fautes de la jeunesse reviennent alors assiéger la
conscience. Le pauvre enfant dort pourtant d'un sommeil
calme, les fleurs qui couvrent son cercueil ne sont pour lui
que des fleurs ; mais il y a quelqu'un qui veille et dont le
cœur est brisé par de constants remords.

On appelle IMPUISSANCE cette incapacité de produire
l'acte sexuel, qui peut venir d'une foule de causes, surtout
de l'excès des plaisirs des sens et de l'habitude de la masturbation. Il est important, à notre point de vue pratique,
de ne point confondre avec la STÉRILITÉ cette condition
du système de la génération, d'autant plus qu'un homme
impuissant, ou une femme stérile, peut être très propre au
coït, quoique entièrement incapable de reproduction. L'impuissance renferme une destruction temporaire ou permanente des facultés absolument nécessaires à *la génération*.
On peut définir la *stérilité* comme une incapacité de re-
produire l'espèce ; mais elle ne s'oppose pas au commerce
des sexes, tandis que *l'impuissance* l'empêche entièrement
dans n'importe quel sexe, qu'elle soit naturelle ou venue
à la suite d'une maladie. L'impuissance résultant de l'imperfection physique des organes sexuels est ordinairement
incurable ; mais, quand elle vient de l'inflammation ou de
l'irritation de l'appareil génital ou urinaire, ou du gonflement de la vessie, des glandes prostates ou des testicules,
ou du dépérissement du pénis, ou de blénorrhées chroniques, ou de rétrécissements, notre premier soin doit être
d'écarter ces causes immédiates de l'impuissance, et surtout la coupable habitude, qui en est la première cause.
Si la nature ne reprend pas promptement ses fonctions accoutumées, s'il reste de la débilité, il faut fortifier la constitution, non-seulement par des moyens qui agissent sur

l'ensemble du système, mais par l'administration de remèdes qui agissent directement sur les organes de la génération. Si l'irritabilité est excessive, il faut employer des remèdes qui tendent à diminuer l'irritation dans les organes atteints d'une sensibilité morbide.

Les causes de l'impuissance chez l'homme viennent de deux sources : d'un vice de conformation des parties génitales, ou du manque de force ; mais, chez les femmes, l'impuissance ne vient que d'un vice de conformation, soit acquis, soit naturel. Ces causes se rencontrent plus communément chez l'homme que chez la femme, et cela s'explique par le grand rôle que l'homme est appelé à jouer dans l'acte conjugal. On voit, dès lors, combien de modifications le traitement admet, puisque l'impuissance peut être *absolue ou relative, constitutive ou locale, directe ou indirecte, temporaire ou permanente.* Beaucoup de défauts de conformation suffisent plus ou moins pour empêcher l'acte sexuel. Chez les hommes, la trop grande longueur du membre, l'adhésion du prépuce, constituant le *phymosis* (ce qui peut venir de naissance ou de maladie) ; souvent, à un âge avancé, l'accroissement cancéreux ou squirreux de la prostate forme un autre obstacle à la copulation. Chez les femmes, l'obstacle peut venir de l'adhésion des parois du vagin, mais plus souvent de l'état de l'hymen qui, n'ayant point d'ouverture, ferme si complètement l'entrée des organes intérieurs, que quelquefois la sécrétion menstruelle s'est accumulée derrière cette membrane, et que, faute d'issue naturelle, la cavité de la matrice est étendue autant que dans la grossesse. Chez d'autres femmes, l'impuissance vient de la *froideur de leur tempérament ;* ainsi, nous lisons que Zénobie, reine de Palmyre, ne recevait qu'une fois par mois les embrassements de son époux, et cela dans le seul but d'avoir des enfants ; nous ignorons si elle agissait ainsi par devoir ou par froideur de tempérament. Les plaisirs excessifs ou les émissions abondantes de *fluor albus,* ou flueurs blanches, peuvent détruire tout désir chez les femmes ; *c'est pourquoi les prostituées conçoivent rarement à cause de la surexcitation des organes de la génération.* L'impuissance temporaire n'est souvent que le résultat de l'appréhension. Des désirs violents, une imagination trop ardente, l'extase causée par la vue de l'objet aimé, une extrême susceptibilité nerveuse, suffisent souvent pour produire une impuissance momentanée.

Il n'est point rare de voir des personnes mariées entièrement indifférentes aux caresses l'une de l'autre. Un de mes malades m'avoua l'impossibilité où il était d'accomplir l'acte sexuel, à moins que, par un effort d'imagination, il ne se représentât la forme d'une femme plus séduisante que la sienne. Un défaut physique *peut* être la cause de l'impuissance, mais plus souvent, il n'y a ni défaut organique, ni maladie locale ; l'affection est une simple *suspension* nerveuse, que l'on peut faire cesser par un traitement convenable. Quelque nerveux que soit un individu, s'il anticipe sur le plaisir avec trop d'empressement, rarement il accomplira l'acte naturel. Parmi les plus ardents même beaucoup ont avoué qu'après avoir attendu longtemps une occasion, quand elle arrivait, ils n'en pouvaient profiter; une anxiété nerveuse, un tremblement indéfinissable avait paralysé leurs facultés, et sauvé de leurs désirs l'objet de leur passion. Si l'imagination s'égare de son but, il en résulte une *impuissance momentanée*, et beaucoup d'écrivains pensent que des idées étrangères à l'acte, peuvent empêcher la grossesse d'avoir lieu. Sterne a traité cette question avec succès dans un de ses ouvrages les plus répandus, où il raconte que sa mère demanda *à un moment fort inopportun*, si son père n'avait pas oublié de remonter la pendule. Il avait parfaitement raison, physiquement parlant. Tel est, chez l'homme, l'empire du moral sur le physique !

Beaucoup de personnes impuissantes se sont guéries en calmant leur imagination, et en fortifiant leur santé, et particulièrement leurs organes génitaux. Nous ne connaissons aucune fonction du mécanisme animal qui dépende autant de l'esprit, car, bien que l'esprit et le corps agissent simultanément dans l'acte sexuel, l'esprit est ce qui contribue le plus à son accomplissement.

Aussitôt après l'émission, la langueur et l'affaiblissement succèdent chez l'homme ; sa tâche est remplie, et un travail d'une nouvelle nature s'accomplit alors chez la femme, mais nous ignorons comment il s'opère, quand, après avoir éprouvé le plus délicieux des plaisirs sensuels, elle va donner la forme et l'existence à son fruit.

Plusieurs causes peuvent donc déterminer l'impuissance chez les hommes ; elle peut provenir de l'incapacité d'érection, due ordinairement à la masturbation, ou bien de ce que l'habitude de ce vice a privé les vaisseaux séminaux de leurs facultés particulières. Lorsque l'incapacité *rétentive* des vaisseaux produit l'impuissance, et qu'elle même a pour cause leur trop grande réplétion, le traitement doit alors varier suivant les cas. L'impuissance qui vient de l'influence de l'esprit, a aussi son traitement particulier. Hors de là, cette infirmité, quoique pouvant être la suite d'une maladie, doit être attribuée presque toujours aux excès avec les femmes, ou plutôt à *cet excès* dont nous avons parlé si souvent. Une continence trop prolongée peut encore produire l'impuissance; mais alors, outre que le cas est fort rare, la nature du mal en indique le traitement. Tous les auteurs ont admis en principe que la grande cause de l'impuissance, c'est la débauche ou la masturbation. M. Pinel observe « *que l'impuissance causée par le dernier excès réduit la jeunesse à la débilité de la vieillesse, et n'est que trop souvent incurable*. Heureusement, si nous en croyons les médecins qui se sont exclusivement occupés de ce sujet, l'expérience prouve qu'il est permis d'espérer, plus qu'on ne l'aurait cru d'abord, de recouvrer la puissance virile.

L'impuissance a souvent pour cause la débilité des organes génitaux amenée par *l'usage précoce des plaisirs de l'amour*, ou par les abus qui tendent à produire des pertes fortes et répétées du fluide séminal. Si l'impuissance est le résultat de la masturbation, *il y a manque d'érection*, et quand même il pourrait y avoir émission, la semence ne possède point sa vertu prolifique, et *il y a à la fois impuissance et stérilité*. Cette espèce d'impuissance est malheureusement la plus commune. Cependant, *l'auteur a guéri plusieurs personnes qui en étaient atteintes*, quoiqu'il y eût régulièrement des émissions *diurnes* aussi bien que *nocturnes*, sans aucune impulsion amoureuse. Après la *masturbation*, L'ABUS DES PLAISIRS DE L'AMOUR est une cause générale d'impuissance, aussi bien que de stérilité dans le sexe masculin. *C'est pourquoi il arrive souvent que les jeunes gens non mariés n'ont point d'enfants*. Dans ces cas, la semence peut s'échapper sans l'aide des muscles éjaculateurs; elle est d'une qualité imparfaite, jusqu'à ce que la santé se soit améliorée, ou, si la grossesse arrive, l'enfant partage la débilité de son père, et meurt avant le temps, victime de cette *atrophie sans nom*, qui précipite chaque année tant d'enfants dans le tombeau. Dans ce cas, le père souffre généralement de l'inflammation des vaisseaux séminaux, ou il y a faiblesse séminale avec émission involontaire le plus ordinairement.

Le moyen le plus sûr d'avoir des enfants sains et vigoureux, c'est d'être soi-même d'une bonne constitution. Il est admis, non-seulement par les philosophes qui ont traité ce sujet, mais par ceux même qui ont le moins tiré parti de l'observation des faits, que les parents transmettent aux enfants leurs dispositions *physiques*, aussi bien que leurs dispositions *morales*. Si la santé de l'esprit et du corps est le premier bien, n'est-il pas important, pour le conserver, de réprimer son goût pour des habitudes vicieuses, d'en éviter la souillure, et cette débilité que les excès sexuels occasionnent dans les organes de la génération? L'IMPUISSANCE et la STÉRILITÉ *sont ordinairement le résultat d'une imprudence volontaire*; le défaut de conformation vient de la nature, il est vrai, mais ce cas est relativement rare, *tandis que les habitudes dépravées constituent un mal, non-seulement très-ordinaire, mais dont on est soi-même l'auteur.* De parents faibles et malades naissent des enfants faibles et malades. Les mêmes résultats s'observent dans les plantes et dans les animaux. Que doit sentir une femme bien constituée pour un libertin qui a dépensé son énergie dans l'excès prématuré de plaisirs illicites, et qui maintenant n'a que sa décrépitude à offrir? Existe-t-il rien de plus déplorable que le désespoir d'une femme aimante, en sentant qu'elle n'embrasse que le hideux débris du Sensualisme, que l'horrible victime de la Masturbation? Le mépris d'une femme est d'autant plus fort, que dans sa position elle peut moins le montrer. L'amour ne peut plus être réciproque, et l'on n'a plus d'ardeur que pour son hideux penchant.

Les femelles des animaux préfèrent, chez les mâles, ceux qui ont de la force et de la beauté : la nature a gravé cet instinct dans tous les animaux. Les effets de la perversion ou de la civilisation ne peuvent l'anéantir, et nous pouvons admirer ici la sagesse éternelle, qui a voulu perpétuer chez les hommes la race des êtres sains.

Si le Sensualisme n'a affaibli les facultés que du père ou de la mère seulement, il en résulte ou la STÉRILITÉ ou la *débilité,* ou, pour les enfants, les maladies et la mort. *L'impuissance est donc le dernier fléau de l'imperfection sexuelle, et demande, pour sa guérison, l'emploi le plus sage des ressources de la médecine.* Le traitement des maladies chroniques du système de la génération a été, ou bien négligé, ou bien mal compris. On s'est beaucoup défié de l'efficacité des efforts bien dirigés, et il est à remarquer que le malade et le médecin ont contribué à l'obstacle dont nous parlons. Celui-ci, accoutumé à voir le prompt effet de ses remèdes, se décourage aisément s'ils ne produisent point un soulagement immédiat. Il ne faut pas s'étonner que le malade n'ait point de confiance dans la guérison qu'on lui promet, et le médecin doit se rappeler que l'état morbide ayant été produit lentement, il faut naturellement du temps pour la guérison.

La Masturbation, la cause fréquente de l'impuissance et de la stérilité, est généralement une habitude des plus belles années de la jeunesse, et souvent les effets ne s'en montrent avec certitude *que longtemps après qu'on a quitté cette pernicieuse habitude.* Il faut donc du temps pour la rectification de cet état artificiel où l'on a plongé toutes les facultés de l'organisation. Evidemment le *char-latanisme n'a pris tant de développement* que grâce à l'absence de principes certains, dans notre pathologie, des maladies chroniques du système de la génération. On n'a jamais eu d'opinion nette sur leur nature, ni de doctrine positive sur la méthode la plus rationnelle à employer pour les adoucir ou guérir. Tout mal tend à s'accroître quand il a pour cause une habitude contre nature. De ce triste penchant viennent l'excessive irritabilité de la vessie et des vaisseaux séminaux produisant l'incapacité de rétention, les maladies de la moelle épinière et cérébrale, le spasme de l'urètre, le rétrécissement, et une mollesse morbide du pénis, des testicules et du scrotum. Peut-on espérer qu'alors ces organes soient en état de remplir leurs fonctions naturelles? Non sans doute. *Lorsque l'impuissance est le résultat de cette horrible habitude qu'on ne peut trop flétrir, elle est d'un caractère bien plus grave que si elle a pour cause l'excès des plaisirs de l'amour,* parce que le fluide vital qui aurait pu fortifier le système a été perdu sans satisfaction, et qu'aucun plaisir de l'esprit n'a pu compenser ni, en quelque sorte, réparer la perte.

L'homme qui, emporté par ses sens, cherche la variété parmi les femmes, peut, sans doute, dans cette même va - riété, trouver de nouveaux stimulants, et répéter l'acte sexuel plus souvent que l'homme marié, fidèle à sa compagne ; mais nous devons ajouter que le premier ne peut se satisfaire qu'aux dépens de ses forces surexcitées, et les résultats de semblables efforts nous disent assez à quoi doit s'attendre le misérable qui s'y livre. L'homme marié, au contraire, satisfait sans effort ce besoin des organes sexuels ; ce stimulant de la variété lui est non-seulement interdit par toutes les lois divines et humaines, il est encore en opposition directe à son bien-être, à la conservation de sa force et de sa santé. Les lois naturelles de sa constitution physique s'accordent donc admirablement avec les lois de la morale. Au résumé, il a joui davantage, il a

conservé ses facultés jusqu'à la vieillesse et donné la vie à
de vigoureux descendants ; tandis que les plaisirs violents
et forcés du Sensualiste sont suivis du châtiment le plus
terrible, *un désir insatiable attaché aux organes affaiblis
et malades.* L'épuisement du fluide séminal, produit soit
par l'excès des plaisirs de l'amour, soit par le vice *solitaire,* n'est pas également grand dans tous les cas. Quelques-uns ne deviennent impuissants qu'en partie. Ils peuvent parfois, avec beaucoup d'efforts, accomplir l'acte
sexuel, mais ils ont perdu la faculté prolifique. Leurs facultés sont affaiblies, non entièrement anéanties. L'art
*offre à ces malades des ressources, mais si on les consume
à lutter contre un traitement mal habile ou mal approprié
au cas,* ON LES PERD POUR TOUJOURS.

La débilité produite par la Masturbation éveille, pour ce
qui est du choix des remèdes, une difficulté qui ne se rencontre point dans les autres cas. *Exciter sans irriter,* c'est
là la différence qui distingue *la science d'avec le charlata-
nisme.* C'est une loi de l'organisation animale, que quand
le mouvement s'accroît, l'accroissement est plus considérable dans les parties les plus susceptibles, et ce sont, chez
les sensualistes, les parties de la génération ; c'est pourquoi, puisque les effets des remèdes irritants ont sur ces
parties une action plus sensible et plus immédiate, il faut
non-seulement les choisir, mais encore les administrer
avec la plus grande prudence. Ainsi la stérilité peut, dans
certains cas, n'être qu'apparente. Quoique parfois, sans
doute, le système utérin de la femme puisse être insen-
sible au *stimulus séminal* d'un homme, tout en restant
sensible à l'action d'un autre ; s'il n'y a point eu de causes
débilitantes *avant le mariage,* un peu de temps suffit pour
dissiper des craintes sans fondement, et alors il devient
doublement important, non-seulement d'employer un traitement convenable là où il en faut un absolument, mais
encore de découvrir s'il faut un traitement. Souvent le
grand désir qu'ont les nouveaux mariés d'avoir des enfants, les empêche d'en avoir ; l'excès de leur passion est
un obstacle à l'accomplissement de leurs désirs. Celse a dit
à ce sujet, il y a plus de dix-huit cents ans : « *Rarus con-
cubitus corpus excitat, frequens solvit,* » ce que nous
pouvons rendre par « la rareté des plaisirs excite le corps,
leur fréquence le relâche, » et le rend par conséquent im-
prolifique. Un poète a exprimé le même sentiment :

 " While temperate pleasure spurs the lazy blood,
 Excess unstrings the nerves and dries the flood. "

L'expérience prouve donc qu'une fois la prémière ardeur et les premiers efforts calmés, des caresses moins
passionnées obtiennent ce qu'on n'avait pu obtenir dans
les premiers mois du mariage.

Les anciens médecins avaient raison dans leur maxime :
Une longue abstinence rend propre à engendrer. Presque
tous les physiologistes conviennent maintenant que la rétention de la semence pendant quelques jours, ou une
abstinence temporaire des plaisirs de l'amour, est nécessaire à la génération. *Plusieurs personnes m'ont consulté
au sujet d'une impuissance qui n'avait pas d'autre cause.*
Ces cas demandent dans le médecin beaucoup de délicatesse, mais il n'est pas difficile d'en connaître la nature en
apportant la science, la précaution et le zèle nécessaires.
Nous ferons à peine remarquer, tant la chose parle d'elle-
même, que *l'excès des plaisirs des sens affaiblit l'homme
et la femme*, et peut, même dans le mariage, *nuire* par
sa propre répétition, et amener cette atonie, cette faiblesse
des organes de la génération qui se transforme en stérilité
chez la femme et en impuissance chez l'homme.

Il résulte de là qu'il peut y avoir et qu'il y a différentes
espèces de FAIBLESSE SÉMINALE venant, le plus souvent,
des ÉMISSIONS NOCTURNES amenées ordinairement par la
MASTURBATION. Indépendamment du tort fait aux fonctions des organes de la génération, il est incontestable que
ces *émissions* ont les plus déplorables conséquences. Les
personnes les plus studieuses, et celles d'un tempérament
splénétique, sont sujettes à cette infirmité ; la perte est
souvent si considérable qu'elles tombent dans une sorte de
consomption lente. Un médecin romain (dont l'opinion est
soutenue par celle de Jean d'Ascarius, auteur d'un ouvrage
composé pour l'empereur) observe que « *si les émissions
nocturnes continuent longtemps, la consomption et la
mort s'en suivent,* car la partie la plus balsamique de
l'humeur et des esprits animaux étant dissipée, tout le
corps s'affaisse, et surtout le dos ; le malade s'affaiblit, se
dessèche et devient pâle : il languit dans une longue et
douloureuse agonie. » Puisse cette peinture trop fidèle détourner d'un semblable penchant ! Puissent ceux qui com-
menceraient à s'y adonner arrêter le cours du mal avant
qu'il soit trop tard !

La *stérilité* cependant est souvent le vice des organes
de la femme dans des circonstances où elle ne peut avoir
lieu chez l'homme. Elle peut venir chez la femme, plus
souvent qu'on ne le pense, d'une mauvaise conformation,

de la structure intérieure ou de l'imperfection des organes
de la génération. Dans certains cas, les *ovaires manquent*
ou sont trop petits, la *trompe de Fallope* peut n'avoir point
d'issue, ou l'*utérus* lui-même être trop petit.

Alors le sein manque de son développement naturel, et
le désir sexuel ne se fait que peu sentir. Mais dans la très
grande majorité des femmes stériles, les organes de la génération semblent être bien formés, bien que l'action en
soit imparfaite ou nulle. La sécrétion menstruelle est rare
ou embarrassée, ou le défaut contraire se présente, et il y
a d'abondantes émissions, arrivant soit aux termes naturels, soit à des intervalles irréguliers ; elles sont mélangées
parfois d'une abondante sécrétion muqueuse, d'un fluide
âcre, glaireux et blanchâtre. Il est fort rare qu'une femme
conçoive quand les menstrues n'ont point lieu régulièrement, et, au contraire, une menstruation régulière indique
généralement chez la femme la possibilité de la grossesse.
Les femmes qui ont beaucoup d'embonpoint sont souvent
stériles, car, ou leur corpulence provient du manque d'activité des ovaires (les animaux châtrés engraissent ordinairement), ou elle est une marque de la faiblesse du système
de la génération et des organes utérins en particulier. Cet
état de faiblesse et d'épuisement du système de la génération (bien qu'il ne vienne pas de naissance) est une cause
fréquente de stérilité chez les femmes. Parmi les causes
qui font perdre l'énergie reproductive, l'excès des plaisirs
tient le premier rang. De là, comme nous l'avons remarqué, les prostituées conçoivent rarement, non-seulement
parce que la fréquente répétition de l'acte émousse la sensibilité, mais encore à cause de l'atonie de la faculté générative. Doit-on ajouter que les *habitudes solitaires s'in-
troduisent dans les demeures des jeunes filles ?* Le fait
n'est, malheureusement, que trop positif ! A ma connaissance, cette horrible habitude fut une fois communiquée à
des jeunes personnes par une domestique dépravée, et,
dans une autre occasion, j'ai appris que de jeunes pen-
sionnaires étaient toutes, sans exception, adonnées à ce penchant désastreux.

Aucune cause de stérilité ne peut plus tard opérer de
plus grands ravages, sans parler des horribles maladies de
consomption et autres, produites par cette habitude qui
précipite dans la tombe tant de jeunes filles avant l'é-
poque du mariage.

Les femmes, surtout celles qui dans l'âge de puberté,
avant d'avoir pris leur accroissement, s'excitent par de

coupables habitudes, se préparent les plus horribles maladies dont la *stérilité* est encore la moindre.

Il n'y a que ceux qui se sont consacrés au traitement des infirmités sexuelles qui puissent concevoir les conséquences de désordres pareils. Outre celles qui sont communes aux deux sexes, les femmes adonnées aux habitudes *solitaires* sont surtout exposées à des paroxysmes hystériques, à d'incurables jaunisses, à des crampes dans le côté ou dans l'estomac, à de violentes douleurs de tête, aux flueurs blanches, émissions âcres et incompatibles avec les fonctions naturelles de l'utérus, et enfin à des descentes de matrice, et à toutes les infirmités du corps et de l'esprit inséparables de ces maladies. Enfin, les organes s'enflamment et s'irritent, ils engendrent des pensées obscènes qui se dissimulent avec peine, ou qui, en se devinant, ne nous inspirent que de l'indifférence ou de la pitié pour le sexe auquel nous devons l'amour et le respect. Un symptôme commun dans les deux sexes, et dont nous parlons ici comme étant plus fréquent chez les femmes, c'est l'indifférence que cette horrible habitude inspire pour les plaisirs légitimes du mariage ; ce qui fait voir qu'il n'y a pas toujours que de l'affectation dans la répugnance de certaines femmes pour le mariage. Non-seulement cette indifférence en retient dans le célibat, mais elle en suit même jusqu'au lit nuptial. Dans ses ouvrages, le docteur Becker cite une femme dont le goût de la masturbation était si fort, qu'elle éprouvait de l'horreur pour l'accomplissement du désir naturel. J'ai eu l'occasion de rencontrer souvent de semblables exemples.

Combien il importe aux parents de garder leurs enfants d'abus aussi horribles et d'en éloigner la cause ! S'ils peuvent se tromper dans le choix de ceux auxquels ils confient la tâche importante de former leurs enfants, combien ne doivent-ils pas craindre du voisinage des domestiques engagés le plus souvent sans qu'on sache si leurs mœurs sont irréprochables, ou s'ils ne sont pas déjà dégradés moralement. Dans la plupart des cas mentionnés ci-dessus, ce sont des servantes pleines d'embonpoint et de volupté, accoutumées à l'abondance d'une bonne nourriture, qui ont développé un penchant que leur grossière organisation pouvait supporter avec impunité, mais qui a produit les plus cruels effets sur de frêles jeunes filles que leurs habitudes, leurs lectures et la puissance de l'imagination livraient aisément aux erreurs de leurs illusions.

Quels indices peuvent, dans l'un ou dans l'autre sexe,

justifier les craintes des parents? J'ai passé en revue les formes des maladies dont le Sensualisme est si souvent la seule cause. Les victimes de la Masturbation ont un tact inconcevable pour échapper aux recherches. Pourquoi le jeune homme cherche-t-il sans raison la solitude? Que votre vigilance ne se relâche point, surtout dans les moments qui précèdent le sommeil et le lever, car c'est là que l'on peut surtout le prendre sur le fait. L'un des indices est l'exagération marquée d'un sommeil feint et immédiat. Si l'on approche du lit, on le voit couvert de sueur ou le visage rougi, le pouls et la respiration ont un mouvement accéléré, la peau est brûlante ; la température de la chambre ou la chaleur du lit ne peut seule produire cet effet ; si l'on trouve des traces d'émission récente, le fait est hors de doute, sinon il faut éviter d'accuser sans preuves. Si ces taches sont fréquentes, soyons sûrs qu'elles sont le résultat indirect de la masturbation, et qu'elles s'allient avec la faiblesse et l'irritabilité des vaisseaux séminaux. Les pâles couleurs, le dessèchement de la peau, la langueur, l'air fatigué au sortir du lit, une disposition à y rester le matin, tels sont encore les signes qui, seuls ou réunis, indiquent cette déplorable habitude.

Si une disposition marquée à la consomption, ne peut s'attribuer à des causes évidentes et naturelles, si l'on n'en connaît pas de prédisposition héréditaire, ou qu'elle ne soit point le résultat d'une inflammation négligée, d'études prolongées, ou d'émotions longtemps comprimées, ou enfin d'une nourriture insuffisante ; si le sujet de nos anxiétés, devient faible, maigre, maladif, en dépit d'une nourriture saine et suffisante, d'un exercice modéré et de l'absence de causes ordinaires et connues de maladie, si surtout on remarque *ce maintien particulier* à la masturbation, cette «*démarche particulière*,» qui comme nous l'avons dit, suffit pour faire reconaître le Sensualiste, même dans la rue ; — nous pouvons conclure avec sûreté que nous avons devant nous une victime de cet abus *solitaire*. De toutes les preuves, l'*aveu* est la plus difficile à obtenir. *La demander* n'est pas le meilleur moyen de l'avoir ; avec les uns il faut faire une sorte d'enquête indirecte, s'ils sont attachés au vice en question, ils comprennent à demi-mot, sinon, les paroles restent sans autre portée. Il y a présumer que la question présentée directement sera d'abord éludée. Cependant les personnes douées de l'adresse et du zèle nécessaires, peuvent aisément obtenir un aveu. Les unes attirent la confiance de celui qu'elles soupçonnent ; avec elles, il se sent parfaitement à l'aise, ce n'est plus par la sévérité ni par des leçons de morale que l'on obtient une confidence. Une fois le fait établi, il y a trois choses à faire : premièrement, détruire, non pas le désir sexuel naturel, mais le *désir contre nature ;* secondement, donner à la volonté une autorité absolue sur les instincts animaux ; troisièmement, mettre à la répétition de l'acte des obstacles qui le rendent impossible, physi- quement et moralement. Quoi de plus pénible que de voir trompé l'espoir qu'on a conçu d'avoir des enfants ? La pos- session de la fortune ne peut compenser ce que la fortune ne donne pas, et pendant que s'enfuit la jeunesse, on cherche en vain de misérables expédients pour alléger un mal sans remède. Je me rappelle avoir vu une femme charmante et accomplie, déjà mariée depuis plusieurs an- nées, comblée de tous les biens que le monde peut don- ner, fondre en larmes à la vue d'un enfant déguenillé porté par une mendiante ; et quelle est la joie d'une grande dame, quand elle présente à son mari l'héritier si longtemps désiré de sa fortune, comme si l'acte reproduc- tif était presque une rareté inconnue dans la partie la plus élevée du beau sexe, comme si, « tandis que des paysans ont beaucoup d'enfants » et élèvent dans la pauvreté une race nombreuse et forte, on pouvait donner des raisons assez puissantes pour expliquer le contraire dans les clas- ses élevées. Si l'on suivait mieux les lois immuables de la nature, il n'y aurait pas de raison pour qu'une classe de femmes fût plus prolifique qu'une autre. Pour ce qui est de la stérilité du côté de la femme, et de l'*incapacité du côté de l'homme,* il y a plus de moyens d'*obtenir ces ré- sultats qu'on ne le croit généralement.* J'espère encore pouvoir indiquer à nombre de correspondants, les moyens de remplir leurs plus chères espérances.

En publiant ce traité mon but a été de me rendre utile à l'humanité, s'il tombe entre les mains de quelqu'un dé- sireux d'en apprendre plus qu'il ne contient il me trouvera toujours prêt à l'éclairer soit de vive-voix, soit par corres- pondance. Il y a des hommes d'un âge avancé, d'autres plus jeunes qui refusent de croire à l'efficacité de *l'art qui a pour but de compléter les joies de la vie conjugale;* mais s'il en était qui crussent qu'avec son secours, *on a obtenu la santé, le bonheur,* et des enfants, je puis leur assurer sans crainte que leur croyance pourrait être plus mal placée. Depuis plus de vingt ans que je suis *person- nellement et seul* occupé à faire des recherches sur ce sujet, j'ai eu la satisfaction de remplir, *même avec les personnes que je n'ai jamais vues,* les intentions pour lesquelles j'ai été consulté.

Pendant l'acte de la copulation, il y a excitation des organes génitaux, intérieurs et extérieurs des deux sexes. Le vagin enveloppe étroitement le pénis, l'orifice de l'utérus est en contact avec l'orifice de l'urètre mâle, le tube ou conduit des ovaires s'allonge et se durcit, et la partie qui flotte dans le bassin (*corpus fimbriatum*) s'applique à l'ovaire, et permet au fluide mâle, après son injection dans la cavité de la matrice, d'avancer par une espèce d'attraction, le tube jusqu'à l'ovaire. Au moment où le fluide spermatique arrive à l'ovaire, il agit, et vivifiant une ou plusieurs ovules, forme le nouvel être ou les nouveaux êtres. Telle est la description *naturelle* de l'acte qui engendre un nouvel être, et il est évident que c'est dans la découverte des VICES DE CONFORMATION qu'il faut chercher le secret de ce qui prive le mariage de ses résultats légitimes. Ces vices sont plus nombreux et plus compliqués qu'on ne le croirait d'abord, mais *une fois l'imperfection rectifiée par l'emploi judicieux de l'art, la grossesse est presque certaine*, car c'est chez les hommes qu'un semblable défaut se montre le plus souvent. Bien que sous tous les autres rapports vigoureux, et bien portants, ils peuvent se ressentir pourtant de cette *dilatation morbide* des vaisseaux, résultant d'émissions prématurées, et bien que capables de remplir l'acte naturel, cependant ils *peuvent ne pas engendrer* à cause de l'exsudation d'une *semence aqueuse et appauvrie* qui ne possède point de vitalité et dont l'éjaculation a lieu trop promptement. Dans un pareil cas, *mes remèdes ayant une action directe sur les vaisseaux séminaux,* agissant de manière à leur rendre du ton et de l'énergie, et *en déterminant une sécrétion saine de la semence, ils donnent à la femme ce qui est indispensable pour obtenir des enfants.* Naturellement je ne parle pas ici d'une difformité, ou d'une mauvaise conformation absolue des organes génitaux. En l'absence de ce défaut, il est bien peu de cas où l'art soit inefficace.

Nous sortons du monde presque de la manière dont nous y sommes entrés. Nous commençons par l'enfance et nous finissons de même. Nous retombons dans notre premier état de faiblesse. Il nous faut l'aide de quelqu'un pour nous lever, pour nous porter et même pour nous donner la nourriture. Nous avons encore besoin de parents, et c'est ici qu'il faut admirer la Providence, nous retrouvons ces parents dans nos enfants qui se font un bonheur de nous rendre les soins qu'ils ont reçus de nous.

TRAITEMENT MÉDICAL. Par rapport au traitement médical du Sensualisme, je dois insister sur l'unité parfaite de caractère des maladies qui ont pour cause la Masturbation. Il ne faut pourtant pas s'attendre à trouver partout les mêmes résultats : l'âge, le sexe, la prédisposition à la maladie dans des organes affaiblis et une foule de circonstances accessoires, tendent toutes, par une route fatale, quoique variée, à conduire le malade au tombeau. Il suffit néanmoins de connaître l'uniformité de la cause du mal, pour ne pas dévier dans l'application d'un spécifique, à moins qu'on n'y soit déterminé par des raisons particulières. *L'emploi topique du froid* est un remède ancien. Il est utile de diriger les remèdes seulement vers le cerveau dans certaines conditions mordides. *Relativement à l'Onanisme,* il y a des remèdes insuffisants ou inapplicables. Les astringents, les toniques, les narcotiques, les acides minéraux, le fer, le mercure, le plomb, le copahu, les cubèbes ont été prescrits seuls ou à la fois, avec des résultats différents, soit pour calmer la sensibilité contre nature, soit pour réveiller la puissance des organes sexuels. L'ignorance de la nature et de l'effet d'un remède n'est pas, généralement parlant, essentielle à son succès, mais si dans certains cas, l'influence morale est nécessaire, et si, pour l'établir, il faut le secret, alors c'est un devoir de se taire.

J'ai consacré presque tout cet ouvrage à la *description* des différentes maladies causées par l'imprudence de la jeunesse, mais sans entrer pourtant dans des détails minutieux sur les différents moyens de guérison. Je me suis abstenu d'y prescrire des remèdes, *parce que je considère la médecine entre les mains des gens timides, ignorants ou irrésolus, comme plus propre à produire le mal qu'à le guérir,* et d'après la nature de semblables maladies, il est plus que probale que les malades, au lieu de s'adresser à quelque praticien qui aurait fait de ces cas une étude particulière, *tâcheront de se guérir eux-mêmes. Une connaissance imparfaite de la médecine est considérée comme fort dangereuse à la société,* dans les maladies ordinaires, combien le danger ne serait-il pas plus grand dans ces cas où le traitement dépend en entier des causes du mal, de l'irritabilité morbide qui en est la suite, et enfin de la constitution du malade ! Les médecines ne doivent leurs effets salutaires qu'à leur habile préparation et à leur sage

9

emploi ; ce n'est donc pas mon intention de prescrire des remèdes, dont les doses et les combinaisons ne peuvent dépendre que des cas particuliers. *Dans la médecine nous devons considérer le but plus que les moyens ;* un habile docteur ne doit donc point s'attacher à une routine, mais considérer chaque cas en lui-même, l'étudier et voir en quoi il peut différer de ceux qui l'ont précédé. Je recommande surtout aux malades *de ne placer aucune confiance dans un traitement empirique.* Loin de moi l'idée de le soumettre à une routine qui promettrait de guérir de la même manière, celui qui est fort comme celui qui est faible, le jeune homme comme le vieillard, celui qui mène une vie active comme celui dont les occupations sont sédentaires. Il serait absurde de penser que le même agent produisît les mêmes effets dans des conditions aussi opposées ; je conseillerais à chaque malade de ne faire envisager sa maladie que par rapport à lui seul ; et de suivre un traitement prescrit pour les symptômes existant dans son cas individuel.

Ce qui distingue mon traitement, c'est non pas le choix de remèdes inconnus jusqu'ici, mais l'application pratique de ceux que nous possédons déjà. AGIR DIRECTEMENT SUR LES VAISSEAUX SÉMINAUX, *communiquer du ton sans produire d'irritation, fortifier la faculté générative sans l'enflammer ou l'exciter momentanément, renouveler le système par l'emploi de remèdes qui* GUÉRISSENT *en écartant la cause première de débilité et de maladie, et réparent ainsi l'énergie perdue,* tel est le procédé qui dans mes mains *a réussi infailliblement.* Beaucoup de personnes se bercent de l'agréable erreur, que *la nature* peut reprendre d'elle seule ses facultés perdues ; à cela je ne puis que répondre que le temps perdu en retards est irréparable, qu'il ne peut que perpétuer la débilité et rendre l'impuissance permanente. *Beaucoup de personnes n'ont point recours au médecin dans la crainte que cela ne se sache.* Je répondrai à cela que ma règle générale est *de brûler toute correspondance ou de la rendre aux personnes après le traitement,* et que c'est seulement dans des cas particuliers que l'on a *absolument besoin de s'adresser à moi directement.* Il m'eût été facile de citer une foule d'affections que j'ai traitées avec le plus grand succès, dans lesquelles les variétés les plus déplorables de débilité nerveuse et générative, d'impuissance, de stérilité, d'émissions nocturnes, de faiblesse séminale, de maladies syphilitiques et autres, ont fait place à *la santé, à la force et au bien-être ;* mais j'aurais par là augmenté cet ouvrage déjà trop considérable, et beaucoup de personnes auraient craint d'être reconnues sous le voile des initiales.

Le lecteur qui aurait lu ces pages avec fruit, pourrait *envoyer sous enveloppe, sans se nommer, ou d'une autre manière, ce petit ouvrage à ceux de ses amis ou de ses connaissances qu'il soupçonnerait d'être victimes de la pernicieuse habitude dont j'ai parlé.* De cette manière, des parents peuvent avertir *secrètement* et pourtant efficacement, l'enfant auquel ils répugneraient de parler de ce sujet. Il suffit d'indiquer ce moyen de faire *une bonne action,* pour montrer de quelle utilité il peut être.

Il est évident que dans un ouvrage de cette nature, il était absolument nécessaire de citer quelques cas semblables à ceux pour lesquels on me consulte journellement. Je l'ai fait avec prudence, et *aucune publicité ultérieure ou d'une autre nature ne peut être à craindre* pour ceux qui m'ont déjà consulté, ou qui, plus tard, pourront s'adresser à moi. J'ai tâché d'expliquer avec franchise le but de cet ouvrage, d'offrir une peinture intelligible des désordres apportés dans l'économie et en en *mettant les causes à la portée de tout le monde,* j'ai indiqué la cause cachée, et peut-être non soupçonnée du mal, et démontrer comment on peut recouvrer la santé, la force, l'activité et la gaîté. Pourquoi est-ce que je souffre ? Quand tout ce qui m'entoure m'invite au bonheur, pourquoi l'existence n'a-t-elle pour moi rien que du vide; pourquoi le monde, ses plaisirs, ses soins et ses devoirs ne m'apportent-ils que de l'ennui ? Ne sont-ce pas là les questions que la première lecture de cet ouvrage permettra de résoudre au lecteur égaré ? *Une longue expérience de la nature humaine, une connaissance approfondie de quelques-unes de ses plus cruelles infirmités me permet de l'affirmer.* Je dois avouer que ce n'est point seulement par les *guérisons* que j'ai faites moi-même, que ma clientèle est devenue si importante. Plusieurs de mes correspondants m'ont informé que ce qui les avait enhardis à s'adresser à moi, *c'était la conviction où ils étaient que leurs noms ne seraient jamais divulgués.* Ne demandant point de nom, si le malade désire cacher le sien, et ne demandant pas toujours une entrevue, je puis faire suivre un traitement sans même connaître la demeure des malades qui s'y soumettent : cette certitude de n'être point connu, est un grand point, quoiqu'elle soit entièrement inutile, car dans aucun cas, le moindre soupçon ne s'est élevé.

Un secret inviolable et un soulagement certain, voilà ce que j'offre à l'humanité souffrante. J'ai le droit de tenir ce langage. Je ne parle que de ce qui est confirmé par le témoignage universel, et quant à l'authenticité de ces témoignages, je suis prêt à donner toutes les preuves, hors celles qui me furent confiées sous le sceau du secret. Ce que je connais des individus en particulier est pour jamais enseveli dans le silence, pour tout le reste je suis prêt à répondre à toutes les demandes.

Accoutumé dès ma jeunesse à observer les différentes maladies qui affligent l'humanité, et à épier leurs progrès, de la mansarde du pauvre jusqu'au palais du riche, j'ai acquis la certitude que la *Masturbation est un vice fréquent chez les jeunes gens de toute condition.* J'ai choisi le système de la génération pour en faire mon étude particulière, et pour me consacrer en entier au soulagement des maladies de ce système. Je ne fus pas médiocrement étonné, je l'avoue, de la négligence avec laquelle cette branche de la médecine avait été traitée, et c'est ce qui m'a engagé à publier cet ouvrage, où l'on trouvera, j'en suis sûr, le portrait fidèle des cruels effets *d'un des vices les plus destructeurs qui aient jamais affligé l'humanité.* Comme on peut ignorer à qui s'adresser, et sachant que l'on commet par ignorance beaucoup d'erreurs *que l'on supporte par honte,* j'ai publié ce traité espérant que l'on n'interprêtera pas en mal les motifs qui me l'ont fait écrire. Pour la satisfaction des lecteurs, il y a à la fin quelques cas explicatifs ; quant aux personnes affligées des conséquences du Sensualisme, elles trouveront dans l'*Avis aux malades,* tous les renseignements qu'elles pourront désirer.

CHAPITRE V.

Des symptômes et du traitement de la Gonorrhée (chaude-pisse), de la blennorrhée et autres maladies de l'urètre, du rétrécissement, de l'irritation de la vessie, du gonflement des testicules, etc.

Le commerce vénérien peut être impur et engendrer des *poisons animaux* d'un caractère très-pernicieux. De ce nombre est la *gonorrhée*, vulgairement nommée chaude-pisse, qui attaque la membrane muqueuse de l'urètre et produit un écoulement de matière corrompue; l'autre poison, celui de la syphilis, s'attachant à la surface de la peau, y produit une inflammation ulcéreuse locale, à laquelle on donne le nom de *chancre*. L'écoulement qui en résulte, étant reçu dans les glandes absorbantes, occasionne des tumeurs que l'on nomme *bubons*, et de la transmission du poison dans le reste du corps, il suit de l'inflammation et de l'ulcération dans la gorge, sur la peau, dans la membrane qui recouvre les os, ou dans les os eux-mêmes.

Si une personne en santé communique avec une autre souffrant d'un écoulement chronique muqueux, résultat d'une inflammation venue de la gonorrhée, la contagion se transmettra, suivant toute probabilité; mais on ne peut fixer l'époque à laquelle elle commencera à se déclarer. Dans certains cas, c'est au bout de trois ou de quatre jours, dans d'autres, il n'y a pas la moindre apparence d'irritation avant dix, ou même quinze jours; le plus souvent, pourtant, le mal se déclare dans l'espace de six à douze jours. Chez l'homme, il commence par un chatouillement à l'extrémité du pénis; souvent il n'est pas désagréable, et ressemble à l'œstre vénérien; bientôt lui succèdent des démangeaisons et des douleurs : enfin des gouttes de fluide, qui s'échappent sans effort, portent l'attention à la partie malade; les lèvres de l'urètre sont gonflées et enflammées, un fluide glutineux, blanchâtre et presque transparent, coule de son orifice. L'écoulement est d'abord muqueux, mais plus tard il ressemble à une *matière* purulente qui devient jaune ou verte, suivant la force des symptômes inflammatoires; souvent le sang se mêle à l'écoulement

et le tache de rouge. Je dis que l'écoulement ressemble à
de la *matière*, car il est constant que, même dans ces cas
aggravants, il ne contient guère que la sécrétion muqueuse
altérée de la partie. On ne peut fixer de terme à l'écoulement de cette sécrétion viciée. Plusieurs personnes croient
que le temps l'emporterait ; mais la seule chose certaine,
c'est qu'il emporterait plutôt le malade ; cette doctrine est
d'ailleurs d'autant plus dangereuse à admettre, qu'on né-
gligerait par là les *conséquences* permanentes d'une maladie que l'on croirait devoir se passer d'elle-même. L'é-
paississement de la membrane muqueuse du canal urinaire
est une des conséquences de la chaude-pisse longtemps
négligée, et cet état des parties amène le *rétrécissement*,
si ce n'est pas toutefois la même chose. Or, l'écoulement
peut cesser de présenter ses caractères accoutumés, et
laisser une surface sécréter un fluide rare et ichoreux : c'est
ce qu'on appelle la *blennorrhée*.

Il est évident alors qu'il y aurait folie à laisser cette maladie finir comme tant d'autres, par en enfanter une seconde,
souvent d'un caractère incurable. Indépendamment de ses
effets sur l'urètre, la gonorrhée agit intérieurement ; elle
ne se borne pas aux lèvres de l'urètre, mais produit souvent un érysipèle inflammatoire et le gonflement des glandes
et du prépuce ; elle occasionne par là les maladies connues
sous le nom de PHYMOSIS et PARAPHYMOSIS ; dans la première, le prépuce ne peut être ramené en arrière pour
couvrir l'extrémité du pénis ; dans la dernière, le prépuce
formant un anneau derrière le gland, ne peut être ramené
en avant ; la douleur excessive causée par l'étranglement
des parties demande promptement l'aide du chirurgien.
Les glandes de l'aîne s'affectent souvent *par sympathie*. Je
dis par sympathie, par opposition à cette enflure des glandes
inguinales, résultant de la transmission de la matière syphilitique, comme il arrive dans les cas aggravés de la
maladie vénérienne. Dans le premier cas, les glandes s'enflamment, mais non pas les mêmes glandes sujettes à être
affectées du bubon syphilitique, et il y a encore cette dis-
tinction, que pendant que dans le dernier cas elles crèvent
presque toujours, les glandes *sympathiquement* enflammées
pendant le cours de la gonorrhée ne suppurent jamais, ou
du moins fort rarement.

Quand cet effet a pour cause la gonorrhée, plusieurs
glandes de l'aîne peuvent s'affecter successivement, tandis
que, dans l'absorption du poison de la syphilis, il n'y a
qu'une seule glande qui se gonfle de chaque côté dans le

cours de la maladie ; l'enflure et la suppuration viennent souvent à l'orifice de ces *lacunes* qui, comme des poches dilatées, sont situées surtout vers l'extrémité du canal : la matière s'y accumule, et le mal paraît s'y être retranché en dernier lieu. L'irritation et l'inflammation arrivent souvent dans les parties spongieuses formant le corps du pénis, et déterminent cette pénible affection que l'on nomme *cordée*, dans laquelle le pénis est en érection courbe, et ressent un obstacle à sa complète érection. Ce mal, qui n'est que temporaire, est le plus douloureux, et arrive la nuit ; la douleur ôte alors le sommeil au malade. Quand les parties ne sont pas très-enflammées, ces symptômes sont rares, et l'on ne ressent qu'un écoulement particulier suivi d'une grande chaleur quand on urine. Cette sensation de chaleur varie en intensité chez différents individus, et souvent diminue ou passe entièrement là où l'écoulement s'est formé. Généralement, les parties adjacentes sympathisent avec celles qui sont déjà affectées, et le malade ressent des inquiétudes et des tiraillements dans les cuisses et dans le fondement. L'ENFLURE DES TESTICULES est une des conséquences les plus pénibles qui se manifestent dans le cours de la gonorrhée.

D'après les développements donnés dans la partie anatomique de cet ouvrage, on a vu qu'il y a une continuité réelle de surface muqueuse, de l'urètre jusqu'aux testicules, et c'est le long de cette surface que l'inflammation de la gonorrhée se glisse par fois, et donne naissance au douloureux gonflement de l'un de ces organes ou des deux. Le testicule est enveloppé d'une épaisse capsule fibreuse qui ne se prête pas aisément à la distension : de là le mal vient de l'action inflammatoire quand le gonflement se produit ; il en résulte une douleur cruelle dans le bas du dos, accompagnée d'inquiétudes et de fièvre ardente ; la langue se charge, la soif devient extrême, le pouls bat plus vite, et l'énergie vitale disparaît.

Il arrive parfois que le testicule enflé suppure et crève. En tout cas, il est certain qu'une semblable maladie n'a pas contribué à accroître ses fonctions comme glande sécrétoire du fluide séminal. De toutes les conséquences de la gonorrhée, celle qui influe le plus fatalement sur la puissance de reproduction après le mariage, le *rétrécissement* est la plus à craindre. Le *rétrécissement spasmodique* arrive pendant les progrès de la *chaude-pisse*, et a pour cause le spasme momentané des muscles entourant la portion membraneuse du canal urinaire. Le *rétrécissement inflammatoire* succède généralement à la gonorrhée aiguë, et consiste dans l'effusion, autour du canal, de la matière adhérente. Le *rétrécissement permanent* est le résultat de l'épaississement de l'urètre et du resserrement lent et in-flammatoire du canal. Outre l'inflammation produite par la gonorrhée, il y a différentes causes du *retrécissement per-manent*, et, à ce sujet, nous ferons bien de les énumérer. *L'une des causes les plus fréquentes, c'est la prolongation de l'acte vénérien.* Son effet constant est d'épuiser l'énergie des fibres musculaires : par là leur action devient irrégu-lière, et il en résulte une contraction permanente de quel-que partie du passage. Cet effet est si fort, qu'on a vu, chez quelques malades, des symptômes de rétrécissement spas-modique suivre chaque répétition de l'acte vénérien, sur-tout si les organes sécrétoires n'avaient pas eu le temps nécessaire au repos, et, bien que ces symptômes ne parus-sent pas, au premier examen, être l'effet d'un rétrécisse-ment permanent, cependant cette affection se manifestait ordinairement vers la fin, et présentait beaucoup de diffi-culté-dans la guérison.

La Masturbation produit ici des effets semblables à ceux de quelque violent effort vénérien, ou même des effets plus pernicieux. Alors le rétrécissement spasmodique venu, soit de la *masturbation*, soit d'*excès vénériens*, soit d'*in-flammation* ou de *chaude-pisse mal soignée* ou *négligée*, se termine souvent en une constriction *permanente* du canal urinaire. A l'origine de la maladie, le médecin la re-connaîtra à la rétention de quelques gouttes d'urine dans l'urètre, après que tout le liquide paraît avoir été rendu ; le malade, bien que la quantité d'urine puisse quelquefois diminuer, ne sent point de mal particulier, jusqu'à ce qu'il éprouve quelque difficulté a uriner. L'effort est plus grand que de coutume, et l'écoulement continue après que la vessie s'est vidée. Si l'on ressent du froid par moments, que l'on boive trop, ou que le temps change, ces causes, et même de plus légères, suffisent pour arrêter l'urine ou pour la faire arriver seulement par gouttes. La vessie de-vient irritée dans le cours de la maladie ; le malade s'en aperçoit en ce qu'il ne peut dormir aussi longtemps qu'à l'ordinaire sans se lever pour opérer l'évacuation de l'u-rine. Un homme en santé peut dormir sept, huit, ou même neuf heures sans satisfaire ce besoin ; mais s'il souffre du rétrécissement, il ne peut dormir de suite que quatre ou cinq heures, et même souvent moins. Un de mes malades, qui parfois s'enivre le soir, m'envoie toujours chercher le

lendemain matin pour passer la sonde. Cet homme est sujet
au rétrécissement, et se lève souvent la nuit ; mais quand
il est sous l'influence des boissons enivrantes, il reste in-
sensible au stimulus de la vessie irritée, et le résultat est,
à son réveil, l'impossibilité complète de satisfaire le besoin
naturel. La seconde circonstance à observer dans le progrès
du *rétrécissement permanent*, c'est la division en quelque
sorte fourchue du flot de l'urine, effet qui a sa cause dans
l'état d'enflure et d'irrégularité de l'urètre. L'urine ne peut
être éjaculée à la distance accoutumée, quoique le patient
fasse plus d'efforts qu'à l'ordinaire ; quelquefois aussi elle
s'échappe en spirale. Le mince filet d'urine qu'on remarque
dans la période avancée du rétrécissement, est souvent
remplacé par de simples gouttes suivies de violents efforts
et de cruelles douleurs. Les parois de la vessie s'épaississent énormément, il y a dilatation *derrière* l'endroit où le
retrécissement a lieu : c'est communément la partie membraneuse de l'urètre antérieure à la glande prostate. Les
canaux conduisant des reins à la vessie s'étendent et se
dilatent, et le mal gagne les reins eux-mêmes, les organes
sécréteurs de l'urine. Plusieurs de ces effets peuvent être
attribués à l'existence d'un *empêchement physique*, d'un
rétrécissement ou RESSERREMENT d'une portion du canal
urinaire, et les conséquences en sont bien graves, surtout
si on les envisage par rapport aux obligations du mariage.

La BLENNORRHÉE est une des suites de la chaude-pisse ;
elle est souvent extrêmement difficile à guérir ; souvent elle
dure plusieurs années. L'écoulement devient chronique ; il
change de caractère, et de purulent il devient demi-trans-
parent. Sa continuité dépend surtout de la co-existence du
rétrécissement dans quelque partie du canal. Le terme
gonorrhée vient du grec, et signifie littéralement « écoulement de semence ; » les écrivains modernes prennent, par
erreur, l'écoulement muqueux de la gonorrhée pour le
fluide séminal. D'après l'étymologie, la *blennorrhée*, « écoulement muqueux, » est le terme plus correct, pour repré-
senter ce que nous appelons « la chaude-pisse, » et les
Anglais « le *clap*. » Timée raconte qu'un jeune étudiant
en droit, victime de la masturbation, fut « saisi d'une gonorrhée accompagnée d'une faiblesse générale. » Il ajoute :
« Je considérai la gonorrhée comme une suite du relâchement des vaisseaux séminaux, » et son raisonnement était
bon ; mais quant à l'écoulement appelé par lui « gonorrhée, » ce n'était ni la perte involontaire de la semence, ni
la matière corrompue, indiquant l'existence de la chaude-

pisse, mais bien une émission *muqueuse* de la prostate, des *vesiculæ seminales* et de la surface de l'urètre, fort analogue sans doute à l'effusion chronique, dans le *rétrécissement* qui a pour cause la chaude-pisse négligée.

La gonorrhée produit souvent une affection très-douloureuse, et que les médecins nomment *irritation de la vessie.* Elle peut aussi venir d'habitudes *solitaires*, car elle s'identifie avec les habitudes du Sensualisme. Le malade ressent un fréquent besoin d'uriner, quelquefois de quart-d'heure en quart-d'heure. La douleur qu'il éprouve est en raison de la distension de la vessie, et quelquefois l'urine vient mélangée de sang.

Cette maladie est cruelle, la vie est à charge au malade, il est obligé de se retirer de la société et de se consumer dans la solitude. Sir Astley Cooper cite le cas d'un jeune homme qui, se trouvant avec des dames, était à tout moment sur le point de les quitter pour satisfaire un pressant besoin ; il les accompagna quelques milles avec des douleurs inouïes ; à son retour, quand il voulut uriner, à son grand étonnement, cela lui était devenu impossible. On envoya chercher un médecin, qui ne le soulagea qu'au moyen d'une sonde ; mais le malade mourut bientôt après d'épuisement, à la suite de la suppuration causée par l'irritation de la vessie. Après la gonorrhée, la cause la plus fréquente de cette maladie est la Masturbation pendant la jeunesse, ou l'abus des plaisirs sexuels dans un âge plus avancé.

J'ai peu à ajouter à ce qui concerne le traitement de la gonorrhée. Ce que j'ai de plus important à conseiller, c'est d'éviter que cette maladie soit mal soignée. La prudence la plus ordinaire éloignera les déplorables résultats de cette variété de la maladie vénérienne ; mais *elle peut avoir les conséquer.ces les plus fatales si elle est negligée ou traitée par des médecins malhabiles.* Parmi les causes les plus communes de ces maladies secondaires, nous devons signaler d'abord l'usage, ou plutôt l'abus du mercure (banni d'un avis unanime du traitement de la gonorrhée), puis l'emploi des stimulants résineux, comme *la térébenthine, les cubèbes et le baume de copahu*, avant que l'inflammation ait perdu de son intensité, mais surtout le mauvais emploi *des injections astringentes ou irritantes.* Bien qu'utiles et nécessaires dans la période chronique du mal, en détruisant l'écoulement, elles fixent l'action morbide sur les testicules, elles y produisent l'enflure et l'inflammation, souvent même la désorganisation, conséquence plus à craindre que la maladie elle-même. On doit remarquer qu'arrêter l'écoulement du mucus morbide ce n'est pas guérir la maladie : l'inflammation, en ce cas, se calme d'elle-même, ou se termine par l'écoulement d'une sécrétion particulière. Ce n'est qu'*en changeant ou en détruisant l'état vicié des vaisseaux, qui produit cet écoulement, qu'on peut raisonnablement espérer la guérison.*

La science médicale ne fournit pas de moyens d'arrêter tout-à-coup une chaude-pisse déclarée, et l'essai qu'on en pourrait faire serait souvent funeste. Le traitement se modifiera nécessairement suivant la durée, l'intensité de la maladie et la constitution particulière du malade. Ainsi, même quand on connaît les remèdes, il reste encore à savoir les appliquer ; à plus forte raison est-il dangereux de se traiter soi-même. Nous avons vu beaucoup de maladies s'empirer par cette raison. Pendant deux ou trois semaines, il faut suivre un régime, relâcher les intestins en évitant de les enflammer violemment par des purgatifs trop énergiques, et apaiser l'inflammation locale par le repos et de fréquentes fomentations. La souffrance qu'on éprouve en urinant vient de ce que l'urine a passé sur une surface enflammée et extrêmement sensible ; ainsi, quand l'œil est enflammé, on ne peut supporter la lumière qui en forme le stimulus naturel. On peut alléger la douleur en prenant environ trois fois par jour, pour neutraliser l'acide que l'urine contient naturellement, une solution de trente gouttes de potasse mêlée à quelques gouttes d'opium ; d'ailleurs les boissons délayantes et mucilagineuses diminuent certainement l'irritation de l'urine. Quand la maladie perd de son intensité, on éprouve moins de mal à rendre l'urine, elle sort plus abondamment et devient plus pâle et plus aqueuse.

Pour opérer ces changements salutaires, *il n'y a aucun besoin d'employer le mercure*, comme on le faisait autrefois. On pensait d'abord qu'il y avait une suite de symptômes particuliers qui se manifestaient sur un point (de même que le mal de gorge vénérien se manifeste à la suite des chancres syphilitiques négligés), et l'on pensait aussi que la gonorrhée ne constituait qu'une variété de la maladie syphilitique, et que le mercure était nécessaire à sa guérison, sous quelque forme qu'elle se présentât. La science moderne a fait justice de cette erreur ; la gonorrhée produit quelques complications accidentelles, mais aucun symptôme secondaire distinct. La première période étant passée, le traitement subira un changement correspondant, autrement la maladie dégénérerait en blennorrhée et se prolongerait sous cette forme. Si la chaude-pisse *cordée,* dont nous avons parlé, arrêtait le progrès du traitement ordinaire, la guérison serait plus ou moins retardée ; ce douloureux symptôme indique une inflammation du canal urinaire, s'étendant jusqu'au tissu renfermant le corps du pénis. La chaude-pisse se présente rarement cordée au début, et cède ordinairement à une combinaison de calomel et d'opium, à la saignée et aux bains chauds ; dans certains cas, on réussit mieux par l'application locale du froid.

Le traitement de la blennorrhée consiste en général dans l'administration de doses plus ou moins fortes de stimulants intérieurs ; ceux dont on se sert le plus souvent sont la térébenthine, les baumes résineux de chio ou de copahu, le poivre cubèbe, les injections locales d'alun, le sulphate de zinc ou de cuivre et le nitrate d'argent. Le zinc s'emploie dans la proportion de trois à cinq grains pour une once d'eau, et chacun des autres sels en proportion. Si l'on n'obtient pas d'effet, il faut augmenter la dose, et l'on met souvent de huit à dix grains dans l'once. Le succès de ces applications n'est pas toujours dû à l'augmentation de la dose. Les remèdes violents sont quelquefois nécessaires en médecine. En donnant du ton aux vaisseaux affaiblis, en attendant *patiemment* le résultat de l'action de remèdes modérés, en tentant avec persévérance de changer les habitudes vicieuses des parties, les vaisseaux prennent insensiblement une action plus saine, et l'écoulement cesse entièrement. Au lieu d'employer de *fortes* injections soir et matin, on réussira mieux par l'introduction d'une faible solution, de trois en trois, ou de quatre en quatre heures, et si l'on ne réussit pas, au moins n'aura-t-on pas augmenté le mal.

La gonorrhée, si elle est négligée ou mal traitée, dégénère en blennorrhée chronique contagieuse, de même que les maladies plus aiguës. Si cependant l'écoulement n'est dû qu'à un rétrécissement, il peut n'être pas contagieux. *Dans tous les cas, tant qu'il reste la moindre apparence d'écoulement on ne doit pas se marier, et l'on doit suivre rigoureusement un traitement convenable.*

Il y a trois manières de traiter le rétrécissement : l'une est de produire la dilatation du canal, l'autre est d'essayer l'absorption de la lymphe épaissie dans l'urètre, la troisième est la destruction *mécanique* du rétrécissement. L'introduction prudente des instruments élastiques ou solides produira souvent la dilatation ; le médecin réussira parfois à opérer la guérison par l'absorption, et un caustique actif ouvrira le passage à travers les parties épaissies, là où des agents moins puissants n'auront pas réussi. Ces moyens sont tout-à-fait du ressort de la chirurgie, et peut-être, dans la médecine pratique, il n'y a pas de traitement qui demande une connaissance plus exacte de l'anatomie des organes secrets. *Aussi n'y en a-t-il pas où l'ignorance et l'imprudence puissent causer plus de mal.* On peut introduire violemment la sonde dans le canal de l'urètre et la faire pénétrer jusque dans la glande prostate; la mort peut être la suite du gonflement forcé de la vessie et de l'irritation causée par la douleur. On a dit beaucoup de mal de l'usage des caustiques, et, en effet, on ne devrait les employer que dans ces cas extrêmes que l'habileté du chirurgien peut seule discerner.

Toutes les maladies de cette classe sont d'une nature variée. Elles embrassent, dans leurs conséquences, tant de maladies douloureuses, que je ne les considère jamais comme de purs effets locaux, quelque légères qu'elles paraissent, et je les reconnais toujours à leur nature particulière; car, par une déplorable fatalité, les cas les plus insignifiants deviennent la source de mille désordres qui tourmentent longtemps les malades; je recommande donc toujours, et en tous cas, un examen minutieux, pour que l'effet des remèdes soit aussi prompt que possible. Le choix des remèdes dépend des symptômes de la maladie, de la constitution et des habitudes du malade. Il faut se bien rappeler que dans ces maladies on doit éviter soigneusement les grandes évacuations de toute sorte, elles ne peuvent qu'irriter l'estomac et les intestins, et rendent ainsi le corps incapable de retenir les remèdes nécessaires. *Que ceux de mes lecteurs, qui ne sont pas médecins,* ne s'imaginent pas que cette description de la gonorrhée et de ses conséquences ait pour but de mettre à leur portée une méthode de guérison. Qu'ils s'adressent au médecin dès les premiers symptômes; ils éviteront ainsi de se tromper dans l'emploi des remèdes curatifs. En effet, c'est à la science médicale qu'appartient le traitement de la gonorrhée et de ses conséquences, la blennorrhée, le rétrécissement, l'enflure des testicules et d'autres affections douloureuses, quoique moins marquées, des organes urinaires. Ainsi les principes définis ci-dessus ne peuvent seuls venir en aide au lecteur; au lieu donc de se borner à consulter des livres qui ne peuvent qu'embarrasser celui qui ne sait pas l'anatomie, *qu'il s'adresse au praticien qui a fait, des maladies sexuelles, une étude particulière.*   10

CHAPITRE VI.

Des symptômes et du traitement de la maladie vénérienne dans leur caractère constitutif et local, résultant de l'abus des sens, de l'usage et de l'abus du mercure.

J'ai déjà remarqué que les *poisons animaux* (*animal poisons*) diffèrent non-seulement d'intensité, mais aussi de nature; quelques-uns bornent leur action à la surface et ne produisent qu'un désordre partiel; la constitution sympathisant peu avec ce *poison*, les parties éloignées ne s'affectent pas. Tel est le *poison* de la chaude-pisse. Mais le *virus de la syphilis* ou *vérole* produit une destruction locale de la surface, et, par absorption, vicie la masse du sang. Au bout d'un certain temps, et même après la guérison des affections locales, *la gorge*, *le nez*, *la peau*, *les os* sont souvent attaqués à leur tour, et si le mal est négligé ou mal soigné, la mort peut s'en suivre. Ce dernier cas même n'est point rare. Il se déclare sur la surface des parties génitales un mal qui se nomme CHANCRE ; quelquefois il n'y a qu'un chancre, souvent il y en a deux ou trois. On ne peut déterminer au juste l'époque où l'effet du *poison*, produisant ces sortes d'ulcères, commence à se manifester. Généralement le *chancre* paraît trois ou quatre jours après le contact sexuel, ou dans une période moyenne de cinq à vingt jours. On aperçoit d'abord un point enflammé, puis un petit bouton, et la surface ulcérée s'étend rapidement. Au milieu de la plaie on observe parfois une cavité d'une grandeur assez considérable qui s'étend sous la peau; elle est excessivement sensible et douloureuse ; une rougeur d'érysipèle entoure l'ulcère, et la peau prend une fermeté inusitée. Les bords de la plaie sont d'une forme irrégulière, souvent ovale ; ils sont durs et inégaux, la surface de la plaie est jaune, et l'on sent qu'elle est ferme si on la presse entre les doigts. En effet, l'épaississement de la base est une particularité distinctive des maux syphilitiques. Si un chancre n'a pas pénétré la peau, il cède à l'application des topiques convenables et du traitement intérieur ; mais si une fois la peau est rongée par l'ulcération, si le tissu cellulaire a ressenti l'action du mal, alors il s'irrite, se dépouille ou se gangrène, et il y a du danger. Quand un mal syphilitique se borne à la surface de la peau, le progrès en est le but, et, relativement aux autres cas, il est facile à guérir. Si au contraire il pénètre plus avant, l'escarre s'étend et les symptômes fébriles augmentent immédiatement. Les maux ou chancres syphilitiques varient beaucoup de caractère. Cette variété est due, non-seulement au genre de vie antérieur et à la constitution du malade, mais encore à la nature du *poison*. Que deux personnes inégalement irritables absorbent le même *virus*, la plus irritable des deux aura un ulcère accompagné d'une violente inflammation; qu'une autre, qui n'a qu'un ulcère simple, se livre à un acte d'intempérance ou de débauche, elle changera, par cette imprudence, l'aspect et la tendance de l'ulcère. Dans certains cas, nous avons vu malheureusement la chaude-pisse coexister avec le chancre, bien que la matière de la gonorrhée ne puisse produire de chancre, et que la sécrétion d'un chancre ne produise point de chaude-pisse ; c'est ce qui prouve, non l'identité, mais la diversité et la possibilité d'absorption des deux *poisons*. Il y a de ces plaies que l'on attribue à des effets secondaires ou de constitution, qui se déclarent chez certains individus d'un tempérament particulier à la suite du contact avec des femmes ayant des flueurs blanches, une mauvaise espèce de menstruation, ou toute autre sécrétion impure d'un caractère puriforme.

Il arrive souvent que certains individus sont infectés de maux inquiétants, après avoir eu des rapports avec des femmes d'une pureté douteuse, souvent même du contact avec leurs femmes à certaines époques. Il faut prendre ce fait en considération, d'autant plus qu'auparavant on donnait indistinctement le nom de syphilitique à tous les maux de ce genre, pour appliquer partout le mercure, et les remèdes où il entre du mercure, appliqués sans discernement ou sans nécessité, ont fréquemment engendré des maladies que l'on a prises pour le *virus* syphilitique lui-même. Des femmes bien portantes, chez qui l'on n'aurait pu trouver le moindre vestige de maladie, ont pu, par suite de quelque particularité, entièrement indépendante de leur conduite, communiquer à leurs maris ou à leurs amants des maux affectant les caractères auxquels on croyait reconnaître alors les maladies vénériennes. Ces ulcères, dont le caractère est extrêmement simple, peuvent s'attribuer à la présence de la matière irritant la surface en contact, *et à une constitution prédisposée au développement de cette forme particulière du mal local.*

Beaucoup d'auteurs sont de cette opinion, et les faits semblent venir à l'appui qu'il y a plusieurs poisons du genre vénérien. Si les poisons qui produisent le chancre et la chaude-pisse en sont évidemment deux bien distincts, qui pourra dire que le nombre n'en est pas plus considérable, que chacun de ces poisons n'a pas ses effets particuliers, tant pour ce qui concerne le caractère du mal que pour ses symptômes constitutifs et secondaires ? Ceux, au contraire, qui soutiennent que tous les symptômes, tant primitifs que secondaires, sont produits par le même *poison*, attribuent les différentes phases du mal aux influences variées de la santé, au tempérament, et surtout aux habitudes du malade.

Il est très probable que si les *poisons animaux*, ceux des maux syphilitiques, ne sont pas tous les mêmes, au moins ils ne diffèrent pas beaucoup et peuvent être considérés comme les différents *genres* d'une espèce ; ils doivent leurs différences surtout à celles que distinguent les constitutions, car il est certain que le virus d'une femme n'aura point les mêmes résultats sur chacun des individus de notre sexe avec qui elle aura été en contact. Il paraît aussi presque certain que les maladies sexuelles qui ravageaient l'Europe vers l'époque du retour de Colomb, et qu'on suppose avoir été rapportées d'Amérique par ses matelots, sont maintenant sinon éteintes, du moins assez altérées pour ne plus ressembler à l'horrible peinture que les historiens nous en donnent. Beaucoup d'écrivains français sont d'avis que la contagion des maladies vénériennes a existé de tout temps, et ils supposent qu'une espèce d'une malignité particulière, dont on ne peut plus dire l'origine aujourd'hui, ayant paru dans le quinzième siècle, a fait donner un nouveau nom à ce qui, sous différents aspects, avait toujours existé.

Hunter était d'avis que la gonorrhée et le chancre viennent d'un *virus* de la même nature, et jusqu'à l'époque de Cline, de Cooper et d'Abernethy on employait le mercure dans les deux cas. Mais l'autorité de Hunter ne tarda pas à décliner ; sir Astley Cooper disait : « Je déclare qu'on ne peut commettre une sottise, ou plutôt une cruauté plus grande que de donner du mercure à des malades attaqués de la gonorrhée ; je m'abstiens de visiter les vénériens de l'autre hôpital, parce qu'on les force à suivre cet horrible traitement.

Hunter parlait, peut-être avec raison, d'une espèce particulière du mal, mais il généralisa trop en identifiant le « chancre Huntérien » avec toute autre espèce d'ulcère résultant du commerce sexuel. Il nous apprit à croire que c'était le caractère de tous les maux vraiment vénériens d'empirer progressivement, et de ne recevoir de soulagement que de l'application du *mercure*.

Ainsi l'on nous dit que les chancres du pénis et le mal de gorge secondaire s'empirent continuellement sans l'aide du mercure. Il est trop vrai qu'il y a beaucoup de maux semblables qui s'irritent par le traitement mercuriel, et les chirurgiens ignorants, se méprenant sur la nature du mal, ont conclu qu'une saturation plus complète et plus prompte du système était le seul remède au mal que leurs *propres* remèdes causaient. S'il arrivait, et les cas en sont nombreux, qu'un mal se guérît sans l'application du mercure, alors, suivant la doctrine de l'école anglaise de Hunter, on déclarait que le mal n'était pas vénérien. Certes, il importe peu qu'une ulcération et destruction des parties soit nommée vénérienne, syphilitique ou simple, si elle a sa source dans le contact sexuel. Le nom ne fait rien à l'affaire. On ne devrait pas prescrire un traitement à cause des noms, mais bien à cause d'une nature particulière de mal. Dans les cas douteux, mon avis est de différer l'emploi du mercure, afin de juger de la nature du mal d'après les observations précédentes. Mais il est maintenant incontestablement prouvé que beaucoup de maux dangereux, et tendant à se développer rapidement, se guérissent non-seulement sans l'application d'un *grain de mercure*, mais augmentent même de malignité par l'emploi peu judiciaire de ce remède.

« A mesure que le traitement non mercuriel gagna du terrain, les « symptômes secondaires, » ou pour mieux parler ceux qu'on prenait d'abord pour tels par erreur, diminuèrent à proportion. Ce n'est que dernièrement qu'on a découvert que beaucoup de ces symptômes, appelés à tort *secondaires*, étaient dans beaucoup de cas les symptômes premiers d'un *mauvais traitement*. Ainsi les *crânes pourris que l'on trouve dans les musées d'anatomie*, et les beaux échantillons des maladies des os, qui de notre jeune temps abondaient dans les hôpitaux, étaient, la plupart du temps, le *fruit d'un long et pénible traitement par le mercure*. Quand ce traitement était le plus en vogue, les symptômes secondaires abondaient, mais les médecins d'alors, les dévôts de la doctrine de Hunter, les prenaient

pour le résultat de leur faute en n'ayant pas donné assez
de mercure. Ils imitaient le docteur Sangrado : quand ses
malades mouraient complètement vides de sang et remplis
d'eau chaude : « Ils sont morts, disait-il, pour n'avoir pas
assez perdu de sang ni assez bu d'eau chaude. » J'abonde
entièrement dans le sens de ce passage tiré des leçons pu-
bliées par le docteur Dickson, autrefois officier de santé à
l'État major; il mérite les plus grands éloges pour avoir eu
le courage de dévoiler le premier des erreurs profondément enracinées dans l'opinion générale.

L'abus téméraire et inqualifiable du mercure a produit
des maux incalculables entre les mains de chirurgiens
routiniers et d'*ignorants charlatans*, et parce que les malades aussi l'ont employé en *voulant se guérir* eux-mêmes.
Dans l'opinion que le mercure est un antidote, les personnes livrées à elles-mêmes croient n'avoir autre chose à faire
que d'en saturer le système ou de persévérer dans l'usage
de quelques-uns de ces remèdes secrets, dont le mercure
forme souvent la base, bien qu'ils soient intitulés : *Remède
inoffensif et végétal* ; chaque année voit aussi des milliers
de personnes se tuer par le mercure, ou altérer si bien les
fonctions du système, que la mort leur serait préférable. Il
faut se rappeler que dans le cas le plus favorable, l'effet
du mercure est un effet nuisible et contre nature ; car,
voici le principe sur lequel on se fonde pour l'employer :
nous supposons qu'il guérît la syphilis véritable, non par
aucune action chimique, mais en excitant dans la constitution et les parties affectées une *action particulière*, semblable en tout à celle d'un poison qui ne serait pourtant
pas en dose suffisante pour ôter la vie. D'après le principe
qui veut que deux agents morbifiques de nature opposée
ne puissent agir ensemble, nous supposons l'action syphilitique vaincue et chassée du corps. Rien ne peut faire admettre un pareil remède que la nécessité absolue. Sans
doute il y a des cas où l'on ne peut choisir que de deux
maux le moindre ; le mercure alors peut paraître indispensable, mais le choix de ces remèdes et leur emploi demandent la plus grande circonspection. *Le mercure est au
nombre des instruments de chirurgie ; il ne doit être ma-
nié que par une main habile et exercée.*

La syphilis véritable est donc cette maladie, où le chancre ou ulcère premier sur les parties génitales, *a une base
et des bords durcis, où les pustules sont écailleuses, et où
il y a des ulcères creux dans la gorge.* On ressent la nuit
des douleurs dans les os qui s'élargissent positivement.

Tous les autres cas, bien que sous beaucoup de rapports, semblables à la syphilis, ne doivent point être considérés comme syphilitiques; mais comme ils viennent généralement du commerce sexuel, on leur donne le nom de *vénériens.*

Quant au traitement du *véritable chancre syphilitique,* il y a des cas où il peut se guérir sans mercure, ce qui ne veut pourtant pas dire que le mercure ne doive point être employé du tout; ce minéral, administré d'une manière convenable, accélère la guérison. Il résulte de ce qui précède, que le mal vénérien ou l'enflure des glandes de l'aîne, appelée *bubon,* peut se présenter sans que l'ensemble du système soit corrompu. Mais une fois que le *poison* a pénétré dans le sang, si l'on n'applique pas les remèdes convenables, le mal gagne inévitablement d'autres parties, comme *la peau, les amygdales, le nez, la gorge, la langue et le dedans de la bouche.* Quand l'absorption du *virus* syphilitique a eu lieu, la *maladie s'annonce d'abord par l'ulcération de la gorge,* mais l'éruption de la peau est ordinairement considérée comme le premier des symptômes. *Lorsque la maladie est vraiment syphilitique, cette éruption est écailleuse;* ce principe sert à la distinguer de ces éruptions vénériennes qui ne demandent ni ne souffrent le mercure, comme les pustules ou les tubercules. La membrane muqueuse du *nez* est sujette à la même maladie, aussi bien que la membrane qui revêt la gorge. L'ulcération dans cette partie attaque très-promptement les os qui se détruisent. Le malade perd alors la proéminence naturelle du nez, en même temps que l'odorat, *et son parler prend un ton particulier fort désagréable.* Souvent les os se séparent *longtemps après que l'action syphilitique a cessé;* cette variété de la maladie se traite d'après la manière ordinaire. Avec un traitement convenable, la syphilis n'a peut-être coûté le nez à personne, mais trop souvent cette difformité est venue de l'abus du mercure. On prend souvent pour le RHUMASTISME les affections des os dans la syphilis, ou après que les premiers symptômes ont cessé. Le mal dans les os indique souvent l'action syphilitique, non-seulement après la guérison du mal local, mais même après que l'ulcération de la gorge et que l'éruption de la peau ont entièrement disparu. On dirait qu'il y a un autre ordre de parties que le mal gagne (quelquefois mais pas toujours) successivement, et que c'est la structure des os, aussi bien que leur enveloppe fibreuse, qu'il atteint en dernier lieu.

Un trait bien important dans l'histoire des maladies syphilitiques, c'est le fait de leur transmission des parents aux enfants. Ces derniers peuvent en être affectés de différentes manières : ils peuvent en être malades avant leur naissance, par suite de l'état de l'un des parents ou de l'un et de l'autre. Le docteur Burns, dans son traité des *Accouchements,* dit « que *la contagion peut arriver dans le cas même où ni le père ni la mère n'auraient plus de traces d'enflure ni d'ulcération vénérienne, et même* PLUSIEURS ANNÉES *après que la guérison a eu lieu en* APPARENCE. « Je ne prétends pas, ajoute-t-il, expliquer ici la théorie de la syphilis, je me contente de rapporter des FAITS BIEN ÉTABLIS. » Dans des cas pareils, la mère fait souvent une fausse couche ou accouche avant l'époque sans cause apparente. Souvent, avant l'enfant-né avant le temps, sont venus un ou deux enfants morts-nés. L'enfant peut paraître jouir de la santé pendant un mois ou deux, mais le plus souvent il est faible, maigre, sa figure est ridée, son enfance représente la décrépitude en miniature. Bientôt ses yeux s'enflamment, ses cris sont mêlés de toux, il sort des paupières un écoulement purulent, résultat le plus ordinaire de la contagion syphilitique. Des pustules cuivrées et ulcéreuses paraissent sur la peau qui est plissée, les narines se remplissent d'un écoulement fétide, la voix devient enrouée ou sifflante, l'ulcère gagne la gorge si l'enfant vit assez longtemps, ce qui arrive rarement. Si le malheureux enfant reçoit la contagion d'une nourrice, on découvre des ulcères sur les mamelons, et la maladie se montre sur la bouche de l'enfant avant que la surface du corps soit infectée. Quelquefois dans les vingt-quatre heures après la naissance il y a des enfants qui ont la paume des mains, la plante des pieds ou les fesses couvertes d'éruptions cuivrées, les ongles commencent à se détacher en même temps, et la violence de la maladie les emporte souvent, surtout si le médecin n'a pas compris la vraie nature du mal.

Hunter cite le cas d'un couple marié depuis douze ans, pendant lesquels aucun des deux époux n'avait été infidèle à l'autre, ni n'avait eu de maladie, mais le mari avait eu la syphilis deux ans avant son mariage et se considérait comme guéri : vers ce temps, sa femme lui donna un cinquième enfant ; les deux premiers se portaient bien, tandis que les deux suivants étaient faibles et moururent bientôt. Le dernier enfant fut mis en nourrice, étant lui-même affecté de pustules qui indiquaient le mal vénérien, la bouche étant attaquée, la nourrice gagna le mal, qui se déclara aux mamelons d'abord et s'étendit à toute sa constitution, présentant tout le caractère de la syphilis. Pourquoi cette maladie avait-elle couvé dans le système pendant tant d'années, pour développer son action sur l'enfant dans la matrice? Comment cet effet a-t-il pu se produire? Nous l'ignorons. Il est impossible de nier la transmission du mal ; il arrive souvent, en effet, que nous pouvons reconnaître chez les enfants l'action continue du *poison* légué par un de ses parents. Une fois qu'il est entré dans le système et qu'il s'est identifié aux fluides en circulation, il occasionne mille symptômes cruels qui peuvent tarder longtemps à produire leurs résultats ; mais tant qu'il reste un germe dans la constitution, on doit s'attendre à un renouvellement de son action, et son énergie à moitié éteinte peut reprendre toute sa force.

On a déjà insisté sur la nécessité de faire attention aux premiers symptômes des maladies vénériennes. On obtient par là deux avantages ; d'abord de se guérir plus vite et d'avoir moins de médecines ennuyeuses à prendre, puis d'éviter beaucoup des symptômes les plus terribles et d'épargner à la constitution cette débilité inévitable, effet de la prolongation de la syphilis. Trop souvent on voit pourtant les jeunes gens ne montrer que trop d'indifférence. Il n'est pas rare d'entendre dire qu'un malade a eu la chaude-pisse ou la blennorrhée un *an* ou même plusieurs années, et la raison qu'il en allègue c'est qu'il lui aurait fallu prendre trop de précautions contre le mal, ou que ennuyé de prendre des médecines, il a mieux aimé laisser la maladie suivre son cours. La vérité est qu'il a manqué de persévérance et de résolution, et n'a pas donné au mal les soins qu'il demandait. On en peut dire autant de ceux qui sont affligés du rétrécissement ou de la syphilis. La première de ces maladies dure souvent *plusieurs années* avant qu'on essaie de se guérir, et, dans le dernier cas, la cure d'un chancre ou d'un bubon endort le malade dans une fausse sécurité ; ce n'est souvent qu'après plusieurs années que les symptômes secondaires se manifestent et le mettent dans la nécessité de recommencer le traitement. N'en voit-on pas des exemples, surtout quand les malades ont eu à voyager, ou enfin quand ils ont subi un traitement qui n'était pas convenable? Nous ne mentionnons point ces faits pour alarmer nos lecteurs, nous les établissons seulement ; c'est à eux d'en admettre ou d'en rejeter la plausibilité.

Qu'une fausse délicatesse n'engage pas le malade à *se hasarder à faire de lui-même un traitement dangereux.* Sans connaîlre les modifications que la différence des tempéraments produit dans le caractère des maladies, sans connaître la nature du mal autrement que par la simple histoire de ses symptômes, sans connaître l'effet des remèdes énergiques, les employer sur soi-même c'est une témérité digne de pitié. *Tenter de se guérir soi-même, c'est souvent commettre un suicide.* On a dit, et non pas sans raison, que celui qui dans un procès ne prend ni conseil ni avocat fait une folie, et combien ne pourrait-on pas le dire de ces malades qui par leur imprudence tournent leurs remèdes contre eux-mêmes. Les médecins eux-mêmes sont généralement plus sages, et donnent à la société une importante leçon en ne voulant point se traiter eux-mêmes, quelque légère que soit leur indisposition.

CAS DIVERS.

Manchester, 20 août 1844.

CAS 1. — Monsieur, il m'est impossible de vous exprimer ce que je ressens en lisant votre excellent ouvrage sur la *Préservation personnelle,* car je ne crains que trop d'y avoir lu *mon* histoire, aussi bien que celle de tant d'autres qui *ont pris dans les écoles* cette habitude destructive que vous dépeignez si exactement. Je sais que vous avez à cœur la *guérison* de vos malades, et qu'avec la même sincérité et la même sollicitude qui se remarque dans votre ouvrage vous me direz ce qui me reste à faire.

Je crois que vous m'excuserez de ne pas vous dire mon nom, eu égard à la position sociale de mon père, car ce que j'en fais est bien loin de venir d'un manque de confiance à votre égard.

Je serai bref autant que possible. J'ai vingt-huit ans, je suis grand et mince, j'ai six pieds environ, je suis pâle, j'ai peu de cheveux et de grandes moustaches ; j'ai épousé il y a environ quatre mois une jeune personne de dix-huit ans, enceinte maintenant ; mais je crains trop, d'après le contenu de votre ouvrage, que s'il y a une naissance elle ne soit bientôt suivie d'une mort.

Il y a quelques semaines, j'écrivis à sir Henry Marsh, à Dublin ; je vous envoie sous le même pli son ordonnance que je suis maintenant. Seriez-vous assez bon pour me la renvoyer et me dire si je dois la suivre avec la vôtre ? La *sienne,* je crois, tend à fortifier l'estomac, et si je compare mon cas avec ceux dont parle votre livre, je crois que votre traitement me conviendrait mieux, puisque de dix à vingt-deux ans, environ une fois par semaine, je me suis livré à cette pernicieuse habitude dont vous parlez. Tantôt les remords, les cris de ma conscience et la honte me retenaient, et je cessais peut-être pour quinze jours ; mais, hélas ! je retombais bientôt. Je dois vous dire que je n'ai *jamais* eu plus d'*une* émission à la fois depuis mon mariage, et je crois par là avoir moins abusé de moi-même que beaucoup d'autres ; pourtant j'ai le germe en moi du mal dont vous parlez.

Je n'ai *jamais* eu de communication avec une autre femme que la mienne. Heureusement, elle me repousse plutôt qu'elle ne m'invite ; sa pureté est exemplaire ; elle n'a jamais commis les mêmes désordres auxquels tant de jeunes filles se livrent. J'espère que *grâce* à son état de santé et de vigueur, ignorant ce que c'est qu'une maladie, l'enfant (si elle conçoit) pourra croître et se fortifier. Peut-être pourrez-vous me le dire.

Je n'ai point eu d'émissions les deux années dernières ; je souffre beaucoup des érections, et l'on m'a dit qu'elles affaiblissent autant que les émissions.

Parlons maintenant des symptômes. Pendant plusieurs années j'ai été incommodé, comme on le conçoit, eu égard à ce que je faisais. Il y a environ un an, j'ai dû rompre une liaison qui durait depuis deux ans, et qui, m'excitant beaucoup, me fatiguait à la fois l'esprit et le corps. Je n'ai point d'emploi, étant à même de m'en passer. J'aime beaucoup la lecture, mais ne puis m'y livrer, ne pouvant m'appliquer l'esprit à rien, ce qui m'a beaucoup retardé au collège. La première et la plus importante de mes maladies est une indéfinissable oppression, des vertiges dans le cerveau (vous en parlez page 55 de votre livre), une oppression de poitrine, une peine à respirer, une faiblesse dans le creux du dos et parfois dans les genoux, une sensation singulière dans le testicule droit, quelquefois douloureuse comme s'il y avait quelque chose qui ne fût pas en ordre ; je souffre des nerfs quand on me surprend ou que je suis en société. Mes organes génitaux ont diminué de volume, quoiqu'en état de remplir l'acte ; je me sens dans un état de torpeur ; point d'énergie, quelquefois je soupire profondément, j'ai un poids sur le front, la langue pâteuse et un goût désagréable dans la bouche.

Cependant, comme je l'ai dit, ce qui caractérise mon mal, c'est une pression continuelle accompagnée de froid sur le front et les paupières. Cela seul m'accable, m'abrutit et engendre une mélancolie morbide qui me rend impropre à tout. Quoique je sois entouré de tout le bien-être possible, la vie m'est à charge. Ce vice m'a secrètement, mais trop sûrement, miné le tempérament. Habitude cruelle, la plus facile à prendre, la plus *difficile* à quitter !

J'ai l'espérance qu'avec l'aide de Dieu vous pourrez me

sauver de ses effets. Je suis encore jeune, et, peut-être moins coupable que d'autres, je sens toute l'énormité de la faute après avoir lu votre livre. Si vous pouvez espérer de me guérir, quelle reconnaissance ne vous aurai-je pas *éternellement!*

Je répondrai fidèlement et en détail à toutes les demandes.

Je joins à ma lettre 1 livre sterling, et vous prie de me faire connaître le montant des frais.

Dans la conviction que vous ferez tout pour moi, et en vous remerciant encore de votre *excellent* ouvrage, j'attends votre réponse avec anxiété.

Je suis, monsieur, etc.

X. Y. Z.

Je crois que vos remèdes fortifient par leur action les organes génitaux, et que ceux-ci étant liés intimement aux nerfs et au cerveau, le soulagement des uns se communique aux autres. Je puis vous affirmer qu'il y a six mois que je me suis livré à l'habitude en question. En effet, j'aimerais mieux mourir après la lecture de votre ouvrage.

Il se peut trouver dans notre temps des gens faussement scrupuleux, qui prétendent que votre ouvrage *conduit* les jeunes gens au crime ; mais la majorité conviendra avec moi que c'est au contraire le meilleur antidote contre un pareil poison. On connaît peu les vices des écoles. Je me rappelle fort bien qu'étant très jeune, je fus *forcé* par des jeunes gens de dix-huit et vingt ans *de commettre cette action, non-seulement sur moi, mais sur eux.* Plus tard, j'excusai encore plus un tel crime par l'exemple d'un de mes amis, bien plus âgé que moi, qui disait que la nature avait parfois besoin de soulagement, et que les émissions n'affaiblissaient pas moins que les érections. Je sens trop la folie d'un pareil raisonnement, et j'espère que grâce à vos soins et à votre expérience je puis encore recouvrer la force et la santé.

Veuillez adresser votre réponse X. Y. Z.

Poste restante à Manchester.

———

CAS 2. — Monsieur, j'ai lu votre ouvrage sur la *Préservation personnelle*, et je regrette bien de ne l'avoir pas lu plus tôt; il aurait pu me préserver d'une habitude dont je ressens maintenant les cruels effets. La honte m'a retenu jusqu'à présent, et je n'ai avoué ma maladie à personne; cependant votre livre parle de beaucoup de cas semblables au mien, c'est ce qui m'engage à me confier à vous. Je vais donc m'expliquer sans réserve, espérant que vous ferez pour moi tout ce que vous pourrez. A l'âge de treize ans environ, je

pris d'un de mes compagnons l'habitude de la Masturbation ;
depuis, je m'y suis toujours livré plus ou moins ; il n'y a
guère que huit ou neuf mois que j'ai cessé. D'abord je m'y
livrai moins souvent, mais plus tard cette malheureuse passion l'emporta sur mes meilleures résolutions, et je m'y laissai
entraîner par elle environ deux fois par semaine, quelquefois
deux fois par jour, en dépit de mes remords et du cri de ma
conscience. Enfin, il y a à peu près huit mois, ayant répété
le même excès trois fois dans une seule nuit, je me sentis
épuisé ; depuis, je n'ai point recommencé, j'en ai perdu le
désir et la force. J'ai essayé, il y a près de quatre mois, d'accomplir l'acte naturel du coït, mais inutilement : bien que
l'émission eût lieu, l'organe avait perdu la fermeté nécessaire.
Je ne voulais alors qu'éprouver mes forces ; je ne m'effrayai
point, sachant que l'abus dont je vous ai parlé avait épuisé
chez moi les ressources naturelles ; j'attendais ma guérison
du temps et de la nature, mais quelques mois après un second
essai ne fut pas plus heureux. Que vous dirai-je alors ? Depuis un an, j'ai fait la connaissance d'une charmante personne
beaucoup plus jeune que moi ; je l'adore, et je sens aujour-
d'hui qu'il m'est impossible de songer à l'épouser, quelque
pénible que ce soit pour moi et pour elle peut-être, à moins
que vous ne me répondiez de me guérir. Vous voudrez bien
me donner votre avis ; voici les symptômes de mon mal : Je
n'ai ni émissions nocturnes, ni aucun symptôme extérieur ;
tout ce que je ressens, c'est parfois une légère douleur dans
les testicules, surtout dans le gauche : outre cela, j'éprouve
non pas un mal particulier, mais quelque chose que je voudrais ne pas ressentir, quoique cela ne puisse s'appeler du
mal. Je n'ai jamais eu d'érection volontaire ou involontaire
dans le jour, excepté quand je suis en compagnie ou que je
ris avec les femmes, mais alors l'érection n'est que passagère
et incomplète. Souvent le matin j'éprouve des érections sans
aucune pensée amoureuse. J'ai vingt ans, mes goûts sont
modérés, j'ai toujours eu et j'ai maintenant une excellente
santé, jamais je n'ai été malade ; j'ai dans le voisinage une
place qui me fait faire dix ou douze milles par jour, c'est
l'exercice que je prends. J'espère que vous me guérirez ra-
dicalement, car je serais désolé si m'étant marié dans un
moment où je me trouverais mieux, je devais retomber plus
tard. Je m'abandonne entièrement à vous ; je vous promets
de faire tout ce que vous m'ordonnerez, dans l'espoir que
vous n'agirez que pour mon bien.

Veuillez adresser votre lettre à J. W., poste restante,
Shrewsbury.

Je suis, Monsieur, votre très humble serviteur.

J. W.

Je fis prendre pendant deux mois mes remèdes toniques à
ce malade, et voilà ce qu'il m'écrivit au bout de ce temps :

Shrewsbury, 24 janvier 1842.

Monsieur, je vous prie d'accepter mes remrciments ; j'a

voue hautement que je vous dois le rétablissement de ma tranquillité, de ma santé et de la faculté que je croyais avoir perdue pour toujours. Puisse le ciel vous récompenser comme vous le méritez !

Je suis, Monsieur, etc.

J. W.

—

CAS 3. — Dans l'hiver de 1859, un négociant résidant à Bruxelles me consulta pour son fils, que les médecins avaient condamné comme *atteint d'une pulmonie qui ne laissait point d'espoir*. Il avait été mis de bonne heure dans une de nos meilleures institutions ; son père était resté longtemps absorbé par le soin de ses affaires commerciales. De retour de ses voyages, il acheta un bien contigu à la demeure d'un de ses anciens amis, dont la fille devait épouser son fils. Il l'avait laissé au collège plein d'enjouement, de vivacité, et montrant déjà une intelligence peu commune. Bientôt les lettres du jeune homme annoncèrent le changement qui s'était opéré en lui ; elles étaient rares, brèves et désespérées. Il était devenu morose, taciturne, distrait. La pâleur avait remplacé les couleurs de la santé, ses yeux étaient hagards, il n'approchait de ses supérieurs qu'avec crainte, et montrait en présence des femmes un embarras qu'on ne pouvait expliquer par la timidité ; il cherchait la solitude, et le désordre de ses expressions traduisait celui de son âme. Autrefois, il était confiant, affectueux, maintenant il se défiait de ses meilleurs amis, souvent il pleurait sans cause. Il préférait à la lecture des ouvrages sérieux celle des auteurs les plus passionnés ; on lui reprochait la négligence de sa mise et l'irrégularité de ses habitudes. J'appris qu'alors il dormait peu la nuit, ou ne dormait guère que le matin lorsque ses camarades étaient déjà à s'amuser.

Ces symptômes, joints à une maigreur extrême, alarmèrent son père qui vint exprès en Angleterre pour emmener son fils à Bruxelles, afin d'avoir l'œil sur lui. Je soupçonnai la cause d'une altération aussi singulière, je conseillai à son père de le faire voyager, je ne lui cachai rien de mes soupçons et lui dis comment il pouvait s'y prendre pour arracher son secret à son fils. Peu après, dans une lettre datée d'Aix-la-Chapelle, le père infortuné m'avoua tout, ajoutant que la maladie allait toujours en empirant, que l'espoir de sa vieillesse était perdu. Il s'y était pris à plusieurs reprises pour arracher son secret à son fils. Ce dernier lui avait enfin avoué que *pendant son séjour au collège*, un élève de son dortoir *lui avait appris l'habitude de la Masturbation*, à laquelle il s'était depuis livré jusqu'à trois fois par jour ; que, depuis lors, une lecture un mot, un regard suffisait pour réveiller en lui des pensées auxquelles il cherchait à échapper en se jetant dans le vice. Le père désespéré implorait mon secours, me demandant à tout prix de sauver son fils. Les symptômes de sa maladie étaient des émissions répétées en moyenne deux fois par semaine, une difficulté à respirer et une abondante expectoration ; la sécrétion ordinaire augmentait considérablement, elle était le double de la quantité ordinaire. Avant que j'eusse le temps de répondre, je reçus une visite du père et du fils qui avaient profité de la belle saison pour venir de Bruxelles me consulter directement. Le jeune homme avait abandonné son odieux penchant depuis l'aveu qu'il avait fait à son père, dont la sollicitude avait gagné sa confiance. Je prescrivis mes remèdes ordinaires en cas pareil et avec le plus grand succès. Au bout de six mois, le jeune homme, qui avait eu un pied dans la tombe, était rendu au plus grand des biens, *la santé de l'esprit et du corps*. Je lui ai conseillé de quitter ses livres et de se divertir à la chasse. En recevant un présent que je dois à la reconnaissance de son père, j'ai appris d'une manière indirecte qu'il est sur le point de se marier avec la personne qui lui avait été destinée.

Bristol, 1er septembre 1841.

—

Cas 4. — Monsieur, j'ai lu l'annonce de votre excellent traité sur la *Préservation personnelle ;* prêt à me rattacher à toute branche de salut, je me le suis procuré et je m'adresse à vous en toute confiance. Je serai aussi bref et aussi clair que possible. Je commence par vous avouer que je me suis livré à l'habitude dont parle votre livre. Je l'ai contractée de bonne heure ; à vingt ans, elle m'a mis à deux doigts du tombeau : on m'a conseillé de quitter Liverpool et d'essayer de l'air de la campagne ; mais, hélas ! je conservai mon habitude. A vingt-cinq ans, j'épousai la plus charmante femme, et je reconnus tard que j'étais incapable de la fonction qu'enseigne la nature, incapacité résultant de la faible érection du pénis et de l'émission presque immédiate de la semence. Mon impuissance continue encore. Il y a deux ans et demi je perdis ma femme, et, je le dis à ma honte, je retombai dans mes premières habitudes, quoiqu'en m'y livrant moins. J'ai souffert longtemps d'une rétention d'urine, venue, je crois, de la gravelle ; j'ai pris du copahu, etc., et me suis mis plus d'une fois entre les mains des médecins, mais sans succès. L'ale ou les spiritueux me faisaient mal, j'ai cessé d'en prendre depuis longtemps : j'ai bu de la décoction de tanaisie, et je sens maintenant peu de difficulté à uriner ; mais j'ai beaucoup souffert dernièrement du testicule droit, qui enfle par instants, est douloureux au toucher et semble adapté au corps. Je souffre aussi dans les os des hanches, du côté opposé aux reins; à cela près, je ne me porte pas mal, n'ayant à me plaindre que de quelques attaques bilieuses. Je dois ajouter que je n'ai jamais eu la moindre atteinte du mal vénérien. Mes habitudes sont régulières ; mes occupations demandent de l'exercice; je me fatigue pourtant très vite. Je viens de faire la connaissance d'une personne respectable, mais à cause de mon impuissance je crains de m'unir à elle. Je ne suis pas riche, mais si vous pouvez mettre à ma portée les moyens de me guérir, je vous en aurai une reconnaissance infinie; veuillez vous régler là-dessus. Il y a environ un an, j'ai senti une vive douleur vers l'extrémité de la verge en érection : je crois pourtant qu'elle m'a quitté. Cette circonstance se répète rarement, du reste, à cause de l'épuisement du système ; je joins une livre sterling à ma lettre. Voulez-vous bien adresser votre réponse :

A. Z.
Poste restante à Bristol.

Je prescrivis à ce malade mes médecines pendant trois mois au bout desquels il m'écrivit :

1er février 1842.

Monsieur, j'ai pris toutes les médecines que vous m'avez envoyées, j'espère être entièrement guéri de mon impuissance. Voudrez-vous bien me renvoyer toutes mes lettres, suivant votre usage, et recevoir l'expression de mes remerciments.

Je suis, Monsieur, etc.

A. Z.

CAS 5. — Monsieur, après avoir lu votre ouvrage sur la *Préservation personnelle*, je vous expose en rougissant ma situation ; mais je sais qu'on ne peut espérer un heureux résultat que d'un aveu complet : je vous le ferai donc, espérant que ce ne sera pas en vain. Je suis du nombre de ceux qui ont altéré leur forte constitution par l'habitude de l'ONANISME. Agé maintenant de vingt-quatre ans, je paraîtrais avoir la force de mon âge. J'en suis trop loin, hélas ! Autant que je puis m'en souvenir, je n'avais que dix ou onze ans *quand je pris cette habitude d'un écolier plus âgé que moi, qui était resté six ans dans une institution à Londres.* Bien que j'aie presque perdu la mémoire, je me rappelle le mal qu'un tel abus me causa d'abord; je n'en continuai pas moins; j'ignorais la grandeur de ma faute; depuis quelques années seulement j'ai reconnu que

tout mon mal partait de là ! J'ai discontinué peu à peu, ce s
deux ou trois dernières années, et maintenant j'ai entièrement cessé. Il y a quelque temps, j'étais sujet aux *émissions
nocturnes*, maintenant je n'en souffre guère qu'une fois en
quinze jours. Ces émissions ont pour cause des songes lascifs,
la semence en est aqueuse et n'annonce pas la santé. Telle
est, je crois, la cause de mon mal, et je n'en ressens que trop
les effets, dont l'un est *la faiblesse séminale ;* si je ne m'en
guéris pas, *elle m'empêchera pour jamais de me marier.* Les
organes de la génération sont diminués de volume ; ils sont
sujets, avec les parties environnantes, à une transpiration
fétide, mais ce n'est pas tout : *la perte de la mémoire* paralyse
les moyens que je pourrais avoir, et me donne une grande
défiance de moi-même ; le jugement a perdu de sa solidité.
C'est là ce qui me fait le plus souffrir. Tantôt je souffre plus
de ce défaut de mémoire, tantôt moins ; parfois je m'en croi-
rais délivré, quand je trouve un sujet qui attire toute mon
attention et qui m'est agréable. Mais tout ce qui tend à exciter
l'esprit m'abat ; le chagrin me plonge dans un désespoir que
je ne puis vous peindre. Ce défaut m'empêche de penser à
autre chose que ce que j'aurais dû toujours ignorer. C'est ce
qui m'affaiblit surtout le système nerveux. J'éprouve encore
un autre symptôme extrêmement gênant, une sorte *d'embarras nerveux.* Je m'en ressens peu quand je reste dans ma
sphère, mais quand je suis obligé d'aller dans la haute société, c'est ce dont je ne puis me dispenser, je perds toute
énergie, je ne puis même parler. Quelque beau rôle que je
puisse avoir à jouer, je *me vois comme un coupable devant
son juge.* Je vous explique de mon mieux ma situation ; je
suis prêt à faire tout ce qui dépendra de moi pour me guérir ; je sais qu'il y a peu de maux que l'on ne puisse guérir,
ou du moins calmer, en s'y prenant à temps.

J'ajouterai que je suis sobre, d'habitudes régulières, que je
vis dans une société honorable et à la campagne. J'ai assez
bonne mine, mon tempérament est bilieux, et nerveux aussi,
à ce que je crois du moins. Je prends beaucoup d'exercice ;
bien que par mes fonctions je sois assez sédentaire, je puis
passer mes moments de loisir à la maison de campagne de
mon père, où je puis me promener. Ajoutons encore que le
mal dont je me plains n'est point venu subitement, mais
qu'il a grandi avec moi ; et bien m'en a pris de n'avoir point
eu d'autres maladies accessoires, sans quoi il y a longtemps
que tout eût été fini pour moi. Je suis prêt à suivre aveuglément vos prescriptions. Si vous pouvez me guérir, vous au-
rez fait une cure merveilleuse. Je joins à ma lettre une livre
sterling, prix ordinaire de votre consultation, et vous prie
de joindre le montant des frais à votre réponse que j'attends
prochainement.

A. B.
Poste restante, Norwich.

12 mai 1841.

Cas 6. — Un dignitaire de l'église d'Angleterre, âgé d'environ trente ans, me consulta il y a quelques mois relativement à une *débilité générale*, résultant d'habitudes funestes, dont le résultat *empoisonnait son existence*. Trois mois avant de s'adresser à moi, il se maria et se vit, avec autant de honte que de surprise, incapable de consommer l'acte matrimonial. L'obstacle venait de ce que l'émission avait lieu trop promptement. Il attendit quelques semaines, et se convainquit enfin que sans le secours de l'art il lui serait impossible de se guérir. Il m'avoua qu'au collège un de ses compagnons de classe lui avait appris l'habitude de la Masturbation. Il n'en redoutait aucune suite fâcheuse, ne s'y livrant que deux fois par semaine. Malgré *un malaise nerveux* qu'il ressentait parfois, et dont il ne soupçonnait point la cause, il resta dans une sécurité profonde jusqu'à ce que la terrible réalité lui apparût enfin. Il paraît que pendant les dix années qui précédèrent son mariage, il avait été sujet à *des émissions nocturnes* se répétant sans régularité, mais une fois par semaine environ. Il n'y attachait aucune importance, croyant qu'elles étaient naturelles et non des habitudes de son enfance. La découverte de son impuissance et de sa cause l'abattit totalement; il était incapable de toute occupation sérieuse, incapable de vaquer à ses occupations. Quand j'eus une connaissance exacte du cas, après avoir obtenu la confiance illimitée du malade, je commençai le traitement par l'application des lotions froides et astringentes sur les organes affaiblis; j'attaquai ainsi l'irritation morbide. Pendant deux mois, il continua mes *remèdes toniques* et s'abstint en même temps de tout excès sensuel.

Le premier effet du traitement fut *de supprimer entièrement les émissions*. Au bout de sept semaines, le malade avait recouvré l'usage naturel des organes de la génération; la joie qu'il en ressentit accéléra encore sa guérison parfaite. Un mois après, je reçus une lettre où il me remerciait, et j'ai eu le bonheur de lire dans les journaux de l'endroit où il demeure qu'il venait *d'être père* à son grand contentement, et, sans doute, à celui de sa compagne.

—

Cas 7. — Quelqu'un que je connus d'abord comme malade, avant de le connaître comme ami, me permet de transcrire quelques passages de ses lettres. Il y a dépeint sa position quand il eut recours à moi, et les résultats du traitement. « Dès l'enfance, j'ai montré un caractère extrêmement impressionnable, et passionné à l'égard du beau sexe. Je souffris dès le temps du collège, de l'ardeur de mon imagination; j'évitais la vigilance de mes surveillants, quand il y en avait, et je m'adandonnais aux plus pernicieux excès. Je m'en ressentis bientôt à la faiblesse que j'éprouvais, au manque d'appétit, et aux premiers symptômes de consomption. Enfin, dans l'espoir de retrouver la santé en renonçant à mes dangereuses habitudes, je me décidai à me marier. Ma femme (je l'ai perdue depuis), était sous tous les rapports digne d'un honnête homme ; j'eus d'elle mon unique enfant. Dans le premier feu de la passion, je ne me ressentis point de mes anciens désordres. Cet état de choses ne dura pas longtemps. J'éprouvai bientôt qu'un changement s'était opéré en moi, la vérité se fit jour, je reconnus que les excès de la jeunesse sont toujours suivis des conséquences les plus cruelles, mes douleurs nerveuses s'accrurent, le silence même de ma femme m'était plus cruel que les reproches les plus sanglants ; je me maudis moi-même, ou plutôt ma faiblesse qui me rendit la victime d'une horrible illusion. Je doutai de mes facultés, et le doute même contribua à les détruire. Le désespoir, l'horreur de moi-même, et une sombre mélancolie remplirent plusieurs années de ma vie. Je me résignai à l'impossibilité de perpétuer mon nom. Mon médecin ne voulait ou ne pouvait me comprendre ; dans l'ignorance où il était de mon mal, ce qu'il me donnait ne pouvait que l'aggraver. C'est alors que, avec beaucoup de répugnance, je l'avoue, et sans le moindre espoir, je me déterminai à vous consulter par une lettre anonyme. *Votre réponse m'enhardit à vous consulter de vive voix ;* je vous donnai une confiance illimitée, et dès-lors j'ai en vous trouvé un ami ; je vous ai la reconnaissance que nous devons à qui nous sauve la vie. J'ai suivi vos prescriptions, et j'eus bientôt l'espérance d'obtenir le résultat où je suis parvenu. Six mois ne s'étaient pas écoulés que mon épouse m'avouait qu'elle était enceinte. Avec quel bonheur j'ai serré mon premier né dans mes bras. La mort m'a enlevé ma compagne. Sans les circonstances qui précédèrent notre union, j'aurais passé heureusement avec elle les premières années de notre mariage. Si quelque chose peut adoucir pour moi l'amertume de sa perte, c'est la pensée qu'avant sa mort, elle a pu voir mon rétablissement.

Cas 8. — Monsieur, j'ai lu votre traité sur « *la Préservation personnelle* » et je me vois atteint d'une maladie que vous y désignez trop bien. Dans l'espérance que vous pourrez me soulager, je vous expose ma situation. J'ai vingt ans, je suis sujet à des émissions nocturnes qui se répètent deux fois en huit jours. J'ai été cinq ans victime de l'habitude de la Masturbation. Je n'avais jamais pensé à ses conséquences ; ce n'est que dernièrement que je m'en suis aperçu en essayant d'accomplir l'acte du coït. A ma grande confusion, je ne pus réussir, l'érection ayant manqué de fermeté, et l'émission ayant eu lieu trop promptement. Je digère mal, j'ai toujours faim, je suis échauffé. Quand je suis en société, j'éprouve un tremblement général. Je suis bien changé; autrefois je n'avais peur de rien. Au collège, j'étais le premier à la course et le plus fort à la lutte, maintenant je crains la moindre fatigue, je connais ma faiblesse. En un mot, *j'ai perdu toute ma force.* Si vous pouvez me rétablir, vous me rendrez le plus grand service possible. Je ne souffre nulle part, seulement je ressens une légère douleur en urinant. L'organe viril est diminué de volume. Je souffre vraiment de vous dire ainsi mes infirmités. S'il vous faut d'autres explications, veuillez me l'écrire. Je joins à ma lettre un *souverain*, prix de votre consultation.

Je vous prie d'adresser votre lettre, A. B. Poste restante à Glascow.

Peu après, je reçus du même, la lettre suivante.

Glascow, 22 octobre 1842.

Monsieur, je vous envoie l'autre moitié de la traite de cinq livres sterling, que vous recevrez avec ma lettre. J'ai le bonheur de vous annoncer que depuis que je prends vos médecines, je suis déjà beaucoup mieux, j'ai plus de force et moins d'irritation. C'est à vous que je le dois, comment en douterais-je, puisqu'à la fin de la quinzaine ou je n'avais point pris de vos médecines, j'eus dans une semaine, jusqu'à trois émissions, suivies de l'affaiblissement qui en résulte. Il y a environ quinze jours que j'ai commencé à prendre vos remèdes, et dans cette période l'émission n'a eu lieu qu'une fois. Vous avez bien voulu me promettre d'autres médecines quand j'aurais terminé les miennes, je vous informe donc qu'il ne m'en reste plus qu'une bouteille, c'est-à-dire à peine pour huit jours. Je me sens le ventre beaucoup plus régulier qu'autre fois avec les anciennes médecines.

Je suis, etc.

A. B.

P. S. Je suis heureux de vous apprendre que m'étant livré la semaine dernière au plaisir sexuel, j'ai senti mes forces considérablement *augmentées.*

10 août 1842.

CAS 9. — Monsieur, vous avez désiré savoir quand j'aurais fini les médecines que vous m'avez envoyées, je vous informe qu'il ne m'en restera plus au commencement de la semaine prochaine. Depuis le commencement de juillet, époque où elles me sont parvenues à Auderton's hôtel à Londres, je les ai prises régulièrement. J'ai suivi de point en point vos ordonnances sur la diète, etc. Je m'en trouve très-bien. Les parties génitales me paraissent avoir acquis beaucoup de force. La moiteur et l'irritation ont également cessé. Voulez-vous bien m'envoyer à la même adresse, les médecines que vous me croyez encore nécessaires, car je pars lundi, et je craindrais qu'elles ne m'arrivassent pas à temps. Je ne manquerai pas de vous avertir de leur effet.

Je suis,

                                              R. L.

Commercial inn, Point-strect, Portsmouth.

—

CAS 10. — Monsieur, j'ai vu vos annonces dans les journaux, et la lecture de votre excellent ouvrage sur la *Préservation personnelle*, m'enhardit à m'ouvrir à vous ; je ne l'aurais jamais osé, si je ne savais qu'en vos mains mon secret est en sureté, et que je ne m'adresse pas en vain à vous ; je vais donc tout vous dire avec franchise ; je suis du nombre des malheureux qui ont détruit leur santé par le vice le plus hideux, l'Onanisme. J'aurai, ce mois-ci, vingt-sept ans : à douze ans, j'appris cette coutume d'un camarade de classe plus âgé que moi, et je m'y suis livré jusqu'à dix-neuf ans. Alors j'eus occasion de lire les *Remarques du docteur Clarke, sur le péché d'Onan.* Je quittai ce vice, et depuis, je ne m'y suis jamais livré, mais je ne souffre pas moins de ses *effets*, surtout des émissions qui peuvent arriver une fois par quinzaine. Autrefois elles étaient bien plus fréquentes. La semence est abondante et appauvrie. Je souffre aussi de la *faiblesse séminale.* J'ai souvent eu le désir de me marier, mais si je ne me guéris pas, il m'est inutile d'y penser. Les organes de la génération ont perdu de leur volume, la verge plus que le scrotum, elle est rarement en érection, excepté quand il me vient des idées impures auxquelles Dieu m'a permis de résister les dernières années. Je suis encore *extrêmement maigre* ; je parais d'une bonne santé, mais j'ai le corps amaigri, le cou allongé, la poitrine resserrée, j'ai beaucoup d'appétit mais *ce que je prends ne me nourrit pas.* Un autre symptôme est une douleur réelle, surtout dans le côté droit, accompagnée de douleurs qui s'étendent le long des côtes, et quelquefois jusqu'à l'épaule. J'ai éprouvé il y a quelques années comme une cuisson dans le dos, le long de l'épine dorsale ; je suis mieux maintenant, mait je m'en ressens encore. J'ai la vue abîmée ; à peine puis-je reconnaître un ami de l'autre côté de la rue. Je perds aussi la mémoire.

Je suis ministre de l'Église réformée ; mes habitudes sont régulières, je suis sobre, je prends beaucoup d'exercice. Comme je vous l'ai déjà dit, j'annonce la santé, et je suis assez fort, grâce au constant exercice que je prends et à mes habitudes régulières, mais faute d'un prompt soulagement, je succomberai au mal dont je vous ai parlé. Je me confie entièrement à vous. Disposez de moi, je vous obéirai aveuglément. Je suis prêt à répondre à toutes vos demandes. Je joins à ma lettre une livre sterling, prix ordinaire de vos consultations ; veuillez m'en donner un reçu et m'écrire en même temps le montant des frais pour tout le traitement.

Je suis, Monsieur, votre humble serviteur.

A. Z.

Veuillez adresser votre lettre à Liverpool, poste restante.

—

Cas 11. — M. La'mert. — Monsieur, peut-être croyez-vous que j'avais cessé de vous écrire. La vérité est que je voulais avant, être parfaitement sûr de mon rétablissement. L'écoulement muqueux a été le dernier à partir, mais j'ai continué bravement jusqu'à la dernière goutte de vos excellentes Médecines, et j'ai suivi à la lettre vos autres prescriptions. Je digère beaucoup mieux ,et je suis aujourd'hui moins impuissant que jamais. Je n'ai plus de ces érections imparfaites qui arrivaient la nuit, ni de ces songes et de ces émissions débilitantes ; je dors d'un sommeil profond ; en un mot je suis un nouvel homme, je me sens parfaitement bien et je ne doute pas de continuer de même. Je regrette bien de n'avoir pas découvert plutôt la cause du mal. J'aurais échappé aux douleurs nerveuses que j'ai supportées. Vous m'avez traité plutôt comme ami que comme malade, recevez-en mes sincères remerciements, et croyez que je n'ai jamais écrit une lettre avec plus de plaisir que celle où je me dis,

Mon cher M. La'Mert
Votre malade reconnaissant.

S. M.

Birkenhead, Cheshire, octobre 1842.

—

Cas 12. — Ce cas ressemblait extrêmement en tout au

cinquième cas. Je prie le lecteur de s'y reporter. La lettre suivante montre l'effet des remèdes que j'ai conseillés :

Worcester, 15 mars 1842.

Monsieur, j'ai presque fini la dernière bouteille du paquet que vous m'avez envoyé. J'ai suivi vos prescriptions avec la plus scrupuleuse exactitude, et, je suis heureux de vous le dire, je me sens aujourd'hui tellement bien, que j'espère qu'un nouveau paquet me suffira ; je vous envoie dix livres sterling. Je ne crache presque plus, la toux incommode m'a quitté ; je ressens beaucoup moins le tremblement que j'avais.

Recevez mes remerciements et soyez sûr que j'espère beaucoup et que je vous obéirai en tout point.

Veuillez expédier à la même adresse.

Je suis Monsieur, votre obligé serviteur.

W. J.

Newcastle upon Tyne, 20 juin 1841.

CAS. 13. — Monsieur, depuis longtemps je voulais vous écrire sur un sujet qui a rapport à ce qui a fait votre célébrité. Jusqu'ici un sentiment de honte m'a retenu ; nous avons tous de la répugnance à avouer nos fautes. Cependant ma guérison a été si complète qu'il serait injuste pour moi de ne pas vous payer le tribut d'hommages que je dois à votre talent.

Né dans une classe élevée, je fus envoyé de bonne-heure dans une excellente institution, où tout alla bien pendant longtemps. *Malheureusement, il s'introduisit chez nous une habitude* à laquelle je ne pus résister, pas plus que beaucoup d'autres. Le temps a passé depuis, mais quel changement! J'étais accablé d'infirmités, à l'âge de vingt ans. J'étais en décrépitude, *j'avais des émissions nocturnes deux ou trois fois par semaine, mes forces étaient perdues, j'étais atteint d'une impuissance complète.* Je m'étonnais de cette débilité prématurée, et je n'en compris la cause qu'en lisant votre livre. L'horreur de ma situation redoublait à tout moment. Je voyais venir la nuit avec appréhension, le jour ne m'apportait pas de soulagement. C'est alors que je fis un voyage de quatre vingt-dix miles pour vous consulter. Je n'oublierai jamais la promptitude avec laquelle vous avez déviné mon mal, pas plus que l'intérêt que vous m'avez témoigné, et la confiance dont vous m'avez rempli.

Vous m'avez donné un paquet de votre excellente Médecine; la Providence a secondé nos efforts, je suis maintenant tout-à-fait rétabli ; je suis un *nouvel homme* dans toute la force du terme, je vous rends cet hommage, puisse-t-il servir aux malheureux qui se trouvent dans la position où j'étais autrefois! Si l'on vous demandait mon adresse, vous pourriez la donner.

Je suis, Monsieur, avec la plus haute considération,
Votre humble serviteur.
C. N.

—

Cas 14. — Un négociant, âgé de trente-deux ans, élevé dans une des Universités d'Allemagne, me consulta au sujet d'un écoulement muqueux et fort incommode.de l'urètre, rebelle depuis longtemps au traitement des autres médecins. Il en attribuait l'origine à une gonorrhée qu'il avait eue, il y avait plusieurs années, où à une maladie de la glande prostate. Marié depuis trois ans, il n'avait point d'enfant; *il s'apercevait à plusieurs signes qu'il devenait impuissant;* enfin il se décida à me consulter, dès que je lui eus demandé s'il ne s'était point livré pendant son enfance, à l'habitude de la Masturbation, il s'étonna que les médecins ne lui eussent point demandé ce qu'il répugnait naturellement à dire le premier. En effet, il avait pris à l'Université cette habitude fatale, il y avait renoncé avant son mariage, mais il en avait gardé les suites. J'employai le froid et *des toniques semblables à ceux qu'on lui avait donnés, mais en changeant l'application;* avant sept semaines, l'écoulement morbide avait disparu, et les organes de la génération avaient repris leur vigueur.

—

Cas. 15. — Un jeune homme que j'avais connu autrefois au collège, venait d'acheter une commission dans le ..... régiment d'infanterie. Il s'était passé du temps depuis que je ne l'avais vu. J'eus peine à reconnaître dans cette figure décharnée, mon ancien camarade. Il venait me raconter l'histoire de ses souffrances. La maladie chez lui s'annonçait par la perte de la raison; il pleurait et extravaguait en me parlant des parties que faisaient les officiers du régiment, et auxquelles il ne pouvait prendre part. J'essayai de le calmer, j'écoutai patiemment ses discours sans suite, et lui montrai une lueur d'espérance à laquelle il s'attacha avidement. Il parlait avec mépris des autres médecins qui ne l'avaient pas compris, et se réjouissait de se voir enfin deviner par quelqu'un. Je saisis le moment, j'obtins de lui l'aveu qu'il *s'était livré à la Masturbation* et que par suite, il se trouvait entièrement *impuissant. Il se mourait de consomption.* Il avait consulté plusieurs médecins célèbres, mais inutilement ; ceux-ci ne l'avaient point questionné et il ne les avait pas mis sur la voie. En lisant mon livre par hasard, il se ressouvint de moi, et vint me voir. Il souffrait d'une affection déplorable, surtout pour un militaire, c'était *une éruption sur le visage, il en était défiguré.* J'en appelai à lui-même, je lui persuadai sans peine de renoncer à son habitude destructive, et par mon traitement particulier, non-seulement il fut délivré de l'éruption, mais il recouvra la santé, et avec les désirs le moyen de les satisfaire. Il y a quelque temps, sur sa demande, je lui renvoyai deux ou trois lettres qu'il m'avait adressées pendant le traitement, et dans l'une desquelles il fait allusion au renouvellement de notre intimité.

Clifton, 23 mars 1844.

CAS 16. — Monsieur, j'ai lu votre ouvrage sur la *Préservation personnelle*, que vous eûtes la bonté de m'envoyer par la poste. Il devrait être dans les mains de tout le monde. La confiance que j'ai en vous m'engage à tout vous dire.

Je fus toujours vivement impressionné par la vue des femmes ; j'ai eu, à l'occasion, comme tous les jeunes gens, des rapports avec les femmes, sans excès pourtant, les deux dernières années environ une fois en trois semaines en moyenne.

J'ai eu deux fois ce qu'on nomme la chaude-pisse ; les remèdes ordinaires m'ont guéri ; du reste, je n'ai jamais souffert de l'enflure des testicules, ni des glandes, ni de l'aîne, ni des reins, excepté quand j'eus la jaunisse, je souffris alors, beaucoup des reins et de l'estomac. Cependant il y a dans mes parties génitales un mal que je ne puis expliquer.

Avant novembre dernier, jamais mes forces n'avaient trompé mes désirs. Dans le cours de ce mois j'eus la jaunisse, et bien que je me sois mis sous la direction d'un habile médecin, je n'ai pu me rétablir tout-à-fait ; quand je suis agité, je sens une palpitation au cœur.

Ma peau et mon teint ont repris leur couleur naturelle, mais j'éprouve dans les parties génitales une faiblesse indescriptible. Je m'en inquiète, craignant de ne pouvoir former une alliance comme le désirent mes amis.

Pourriez-vous, Monsieur, me délivrer d'une semblable affection ? Vous me sauveriez par là de la détresse où je suis.

Je n'ai, et je n'eus jamais la moindre obstruction dans le

conduit urinaire, il est aussi libre que possible ; cependant le pénis a beaucoup perdu de son volume ordinaire, il *a perdu aussi toute sa fermeté.* Ce symptôme se fait sentir surtout s'il m'arrive de boire un peu plus que de coutume, ce qui est fort rare, car je ne fais pas d'excès.

Je suis laborieux, je me lève à sept heures tous les matins, le dimanche excepté, je fais à neuf heures un déjeûner solide, je dine à quatre, je me couche à onze heures ; je n'ai point d'émissions nocturnes, je digère bien, je sors au moins deux fois par jour, je suis employé toute la journée, je suis enfin d'une force ordinaire.

Voulez-vous avoir la bonté de vous occuper de moi. Je joins à ma lettre le prix ordinaire de la consultation,

Il m'est impossible de venir vous trouver, je m'en remets donc entièrement à votre honneur.

Je suis, Monsieur,
Votre très-humble serviteur.
J. C.

S. La'Mert, esq.
9, Bedford street, Bedford square.

P. S. J'ai tâché d'être comme vous le désirez, aussi bref que possible, mais je crois nécessaire de vous informer que je n'ai jamais connu ce que c'est que d'être constipé, et que, maintenant même j'ai en me levant, la bouche sans aucun goût désagréable.

L'humidité m'affecte un peu, elle me cause un léger tiraillement à l'extrémité du pénis.

Veuillez adresser votre lettre, J. C., poste restante.
Clifton, Bristol.

CERTIFICATS.

—

On croit généralement, et non pas sans raison, que ceux qui s'occupent des maladies sexuelles n'ont point de titre légal pour exercer la médecine ou la chirurgie. L'auteur de cet ouvrage, pour prévenir une semblable erreur, y a joint plusieurs certificats et diplômes tirés de sa collection.

J'ai connu plusieurs années *M. Samuel La'Mert*, je le considère non seulement *comme un excellent médecin*, mais encore comme un *chirurgien très-habile*.
  (Signé)   ARCHIBALD BILLING, M. D.
 Vice-Président de la Société Royale de Chirurgie et de
  Médecine, médecin à l'Hôpital de Londres, etc.
20 février 1835.

Je m'empresse de rendre témoignage aux talents de *M. La'Mert*, en médecine. Sa connaissance de la chirurgie permet de se confier à lui en toute sûreté.
  (Signé)   JOHN SCOTT, F. R. C. S.
   Chirurgien de l'Hôpital de Londres.
 1ᵉʳ janvier 1834.

Je sousigné certifie que j'ai connu *M. Samuel La'Mert* à l'Hôpital de Londres, et que d'après l'étendue de ses connaissances il est parfaitement apte à remplir les plus hautes fonctions médicales.
  (Signé)   THOMAS DAVIES, M.D.
   Médecin de l'Hôpital de Londres, etc.
15 mars 1832.

Nous présidents du conseil, autorisés par les membres de la Société Médicale de l'Hôpital Royal de Londres, *à conférer la dignité de membre honoraire* à M. SAMUEL LA'MERT, en raison de l'habilité qu'il a déployée dans l'exercice des fonctions prescrites par les lois de la Société, nous avons apposé notre signature à ce diplôme.

<table>
<tr><td>*Présidents*</td><td>*Conseil.*</td></tr>
<tr><td>F. RAMSBOTHAM, M. D.</td><td>W. COOKE.</td></tr>
<tr><td>R. R. ROBINSON.</td><td>JOHN. ADAMS.</td></tr>
<tr><td>THOMAS BLIZARD CURLING.</td><td>GEORGE DALE.</td></tr>
</table>

Donné à Londres le 8 février 1835.

W. J. LITTLE, *secrétaire.*

OPIFERQUE PER ORBEM DICOR.

Nous, la *Cour des Examinateurs*, choisis et désignés par le maître, les jurés et les agrégés de la Société des pharmaciens de Londres, en vertu d'un acte du parlement passé la 59* année du règne de Sa Majesté, le roi Georges III, et intitulé ; « Acte pour régler l'exercice de la pharmacie en Angleterre et dans la province de Galles » en vertu du pouvoir et de l'autorité que nous confère ledit acte, certifions que nous avons soigneusement examiné SAMUEL LA'MERT sur ses connaissances relatives à la science et à la pratique de la médecine. Nous certifions pour le maître, les jurés et les agrégés de la Société, que *Samuel La'Mert* a le droit d'exercer la pharmacie par toute l'Angleterre et la province de Galles.

Donné le 11 avril 1833.

JOHN BACOT, *président.*

<table>
<tr><td>ALLEN WILLIAMS.</td><td>JOHN RIDEOUT.</td></tr>
<tr><td>H. ROBINSON.</td><td>H. C. FIELD.</td></tr>
<tr><td>HENRY BLATCH.</td><td>E. L. WHEELER.</td></tr>
<tr><td>SAMUEL MERRIMAM.</td><td>EDWARD TEGART.</td></tr>
<tr><td>THOMAS HARDY.</td><td></td></tr>
</table>

JOHN WATSON, *secrétaire.*

AVIS AUX MALADÉS.

—

M. LA'MERT s'est consacré exclusivement, depuis plusieurs
années au traitement des maladies du *système nerveux et du
système de la génération ;* on peut s'adresser à lui personnellement tous les jours, de dix heures du matin à deux
heures de l'après-midi, et de cinq heures du soir jusqu'à huit,
à sa demeure,

N° 9. BEDFORD-STREET, BEDFORD-SQUARE, LONDON.

Les malades demeurant dans les Indes orientales ou occi-
dentales, dans le nord de l'Amérique, ou dans toute autre
partie des colonies anglaises, feront bien d'envoyer une traite
ou un billet de 10 livres sterling à Londres ; ils recevront
par le premier courrier, un envoi suffisant pour tous les cas
ordinaires. Par là, ils épargneront le temps. Si au contraire,
ils se bornaient à demander une consultation écrite, plusieurs mois pourraient s'écouler avant l'application des remèdes, et ils seraient les premiers à en souffrir. L'auteur a
pris ses mesures pour que les envois aient lieu avec promptí-
tude et discrétion, dans toutes les parties du monde.

Pour ceux qui préfèrent traiter par correspondance, ou
qui sont forcés d'employer ce mode, ils doivent écrire avec
LA PLUS GRANDE CLARTÉ POSSIBLE, et avec brièveté le détail
des peines qu'ils éprouvent au physique et au moral, et ce
qu'ils en pensent eux-mêmes. L'auteur étudiera ainsi chaque
maladie particulière, et pourra la traiter d'autant plus sûrement qu'il existe beaucoup de *ressemblance* entre une foule
de cas que la pratique lui rend familiers. Cependant les malades, même éloignés, *devront faire tous leurs efforts pour
le consulter personnellement,* si c'est possible. L'auteur
pourra juger du cas plus facilement et plus vite. Les malades
n'auront pas à regretter leur voyage. *Une guérison plus
certaine et plus prompte* les en dédommagera.

LES MALADES DE LA CAMPAGNE peuvent envoyer leurs
lettres par la poste. Les remèdes nécessaires seront envoyés
à l'adresse qu'ils donneront, ou, s'ils l'aiment mieux, aux sta-

tions des chemins de fer ou aux bureaux des voitures, où ils pourront les faire prendre. Les envois seront bien empaquetés, faciles à porter. On les recevra sans aucun obstacle, sans avoir d'observations à faire ou à recevoir. Les malades feront bien, dans leur propre intérêt, d'être aussi brefs que possible dans le détail de leurs symptômes, âge, habitudes, occupations et position sociale. Chaque lettre doit être accompagnée du prix ordinaire de la consultation, une livre sterling, ou d'un bon pour cette somme, sans quoi la demande serait considérée comme nulle. Si l'on envoie un bon, les personnes sont priées d'écrire leur nom DISTINCTEMENT, pour éviter toute difficulté dans le paiement.

En tout cas, *le secret est inviolable ;* toutes les lettres sont rendues aux personnes, ou détruites après le traitement.

Pendant plusieurs années, beaucoup de mes malades se sont adressés à moi par LETTRES. Depuis le changement dans le tarif des lettres, leur nombre s'est considérablement augmenté, car il n'en coûte pas plus cher maintenant pour envoyer une lettre de l'endroit le plus éloigné de l'Angleterre.

Les lettres peuvent être adressées aux initiales A. B.

On peut s'adresser personnellement à M. La'Mert, de *dix* heures du matin à *deux* heures de l'après-midi, et de *cinq* à *huit* heures du soir, le dimanche de *dix* heures à *midi*, à sa demeure.

N° 9. BEDFORD-STREET, BEDFORD-SQUARE, LONDON.

9 782019 280963